働く女性のための

がん
入院・治療生活
便利帳

40代、働き盛りでがんになった私が言えること

岩井ますみ

健康ライブラリー
スペシャル
講談社

まえがき

二人に一人ががんになると言われている現代ですが、全員がすぐ、がんとわかった後に余命宣告を受けるわけではありません。

患者数が多いがんの治療は日々進化しています。一年前の治療が今はもう古いというくらい、進化のスピードは速いのです。そして、たとえ入院し、手術を受けたとしても、がんは今や、すぐに死に至る不治の病ではありません。定期的な受診や通院で抗がん剤治療を受けるなど、長く付き合う持病のように向き合うことが望ましい病気になっています。

もしもがんだと告知されても、「ああ~、もうだめだ」と落ち込む前に、どんな治療ができ、どう向き合ったらよいのか、「生きる」ための最善の方法を考えることに、できるだけ早く頭を切り替えるのが大切だと思います。また、生涯で二人に一人ががかかると言われても、八〇代でがんになるのと働き盛りの三〇代、四〇代でがんになるのとでは、命の重さは同じでも、病気やその後の生き方とどう向き合うかは大きく違ってくるはずです。

本書は、日進月歩で変わるがん治療に向けた専門的な知識を集めたものではなく、一人ひとりの患者さんが少しでも明るく前向きに闘病生活を送ることを目的に、女性目線による実際的なヒントを集めた本です。

四〇代を中心に三〇〜五〇代の働き盛りの女性ががんになると、治療に専念するのが難しく、子どものことや高齢の親のこと、家族の生活、加えて自分の仕事もたいへん気になります。シングルの人なら、仕事と闘病中の生活の両立についても心配するでしょう。

そして、この世代の人たちがちょうどぶつかるのが、親の介護や更年期がもたらす問題です。これら、個々により違い、他人が立ち入るのが難しく、自分で考えて答えを出さなければならないプライベートな問題が数多くあります。ならば、そうした問題にできる限りの時間と頭を使うために、他人の知恵や経験を使って解決できることは、解決してしまいませんか。その知恵により時間を短縮し、あとは大事なプライベートな問題を考えるために、時間をたっぷり充《あ》てればよいのです。

この本は、とりわけ「働き盛りでがんになった女性」のために、病気でも美しく前向きに明るくあってほしい、そんな願いをこめたヒントの数々を揃えました。症例は、私自身が四〇代前半でかかり、女性のがん死亡率第一位でもある大腸がんを主に用いました。

とくに、告知から入院、退院までの期間に必要なことを述べた箇所には、巻末の付録も含め、色や香り、おしゃれ、美容にかんするヒントを意識的に載せました。ぜひ参考にしてください。一見、「これが本当に、患者のすべき準備なの？」と驚かれるかもしれませんが、がんと宣告されてから一年未満の情緒不安定な時期には、普段と変わらない楽しみを持つことは非常に大切です。この時期には自殺者も多く出ると聞きますから、なおさらです。また、女性にとっては綺麗でいることやおしゃれをすることは生きる喜びにもつながり、心の持ちようにも大きくかかわってきます。現代のがん治療は手術に伴う入院期間は短くなっているものの、その後の通院など、治療期間が長くなるケースが多いのも事実です。治療期間中も外見のケアをすることは、日常生活や就労の面からも重要です。

著者である私は、フリーランスで講演、講師活動を中心に、セミナーや執筆の仕事をするカラーコーディネーターです。私はシングルですが、これまで、ただ自由気ままに一人を謳歌していたわけではなく、夜のセミナーや地方への出張があったり、曜日も時間も不規則な仕事をするいっぽう、八〇代の親の食事を含む買い物、通院の送迎をすべて担った時期もありました。自身の闘病中に、自分の退院日が親の入院日と重なったり、介護と同時並行で通院を続けたり、ほかの病気を併発した経験もあります。

また、がんの転移が発覚、再入院などを経て、自身の闘病は五年を超え、完全に仕事に復帰するまで七年かかりました。闘病中のさまざまな心の変化、仕事復帰の難しさ、家族との関係などについて日々書き留め、その時々に自分がほしかった情報を、同じように悩む誰かに活かしていただきたいと思って書いたものが、この本です。

もちろん、私の経験がすべての人に当てはまるわけではありません。また、会社勤めと違ってフリーランスは気楽だと思われる方もいると思いますが、十分な社会保障のない個人事業主はいつ失業してもおかしくない状態だという意味で、会社勤めの人が味わう厳しさとは違う意味の厳しい環境に置かれていることも事実です。女性に多い、休職手当や配置換えのないパートや契約社員の人たちとも立場が似ていると言えます。ただ、「働く女性」という観点から眺めれば、少々の立場の違いを超えて、私が提示する闘病へのヒントを共有できる場面が多いのではないか、と考えています。本書が、たとえがんと告知されても、前向きに病気と向き合って生きるために役立つ便利帳になれば幸いです。

二〇一五年　六月二二日

岩井ますみ

目次

2 いざ入院

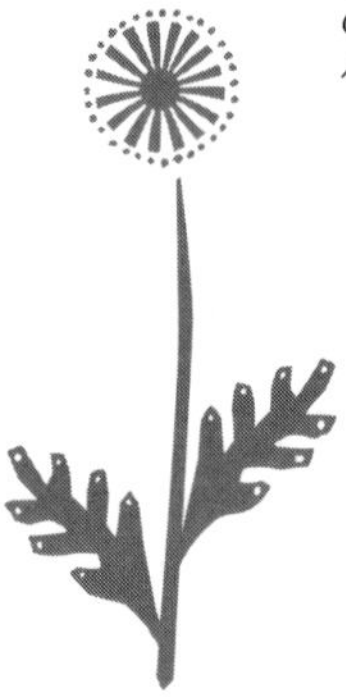

3 退院後の治療、主治医との向き合い方

4 通院・外出時のヒント

7 心の持ちようと人間関係

8 情報の海におぼれないために

9 見守る人々

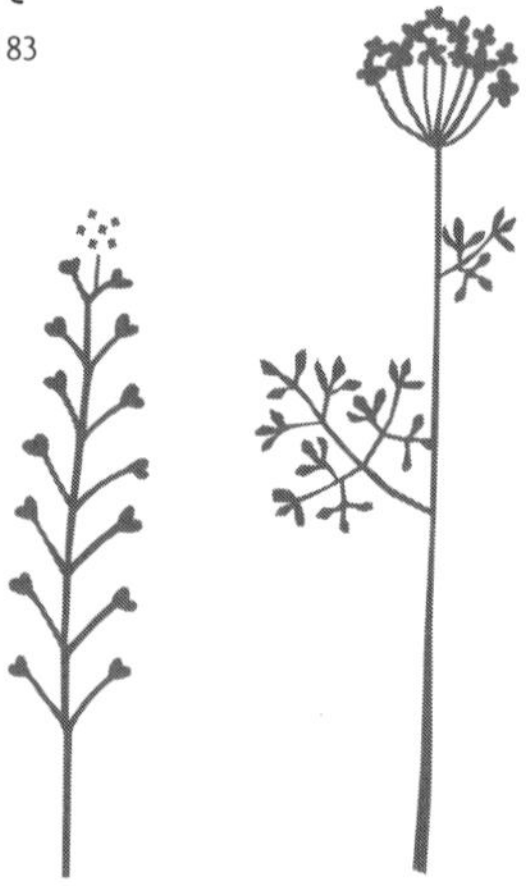

10

治療の終わりと社会復帰のためのメンタルケア

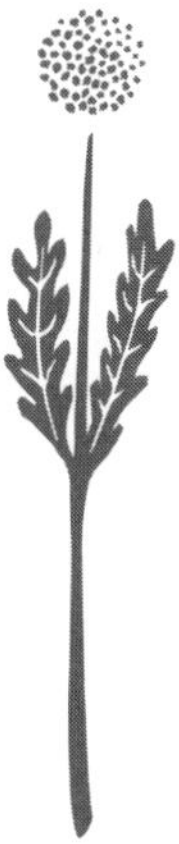

巻末付録

色とアロマの効用

ブックデザイン　アルビレオ
編集協力　佐藤美奈子

1

がん告知から入院まで

告知と心構え――突然のがん宣告

誰もがテレビのドラマで見たことのあるあのシーン、家族が呼ばれ、涙、涙にくれていく……。私自身も、告知とはああいうものだと思っていました。しかし、実際にはまったく違いました。

私の場合は、年に一度受けていた健康診断で精密検査が必要だと言われ、近くの総合病院で大腸内視鏡検査の予約をしました。当日は、とくに大事とは考えず一人でふらりと病院へ向かいました。

初めて受けた検査でしたが、モニターの画面を見ながらおこなう検査なので、そのただならぬ医師の雰囲気と「マーカーつけるよ」の声に、すぐに「ああー、私は大変な状況なんだな」と、素人ながらすぐに気づきました。

鎮静剤を使うので検査後一時間ほどはベッドで休み、その後帰宅できるという説明を事前に聞いていたのに、私は検査後にすぐ車椅子に乗せられ、レントゲン室へ運ばれました。

「撮影が終わり、一時間休んだら診察室で先生の説明があります」

そう言われてベッドに横になりましたが、まったく寝るどころではありません。いろいろ覚悟すべき事柄が頭の中を駆け巡り、鎮静剤の効き目は吹っ飛んでいました。

しばらくして医師の説明を聞きにいくと、「良い状態ではありません」との第一声。いっぽう、「ああ、やっぱりね」と妙に冷静に受け止める自分に驚いていました。

「がんです」と直接言われなくても、「細胞の検査結果が出ないとはっきりしたことは言えませんが、結果の出る一週間後までに行きたい病院を考えておいてください」と医師から言われれば、誰でも自分ががんであることはわかります。

「この病院でも手術はできますが、開腹するので、あなたは若いですから腹腔鏡《ふくくうきょう》手術の術数の多いがん拠点病院を選ぶといいでしょう。どこでも紹介状は書きますよ」と医師は続け、いくつかの病院が候補として挙げられました。

たった一週間のうちに自分で調べ、病院を選ばないとならないのか、とびっくりしながら、思いつく限りの質問をし、今後どうすべきか猛烈に頭を働かせていたその場面を、今でもはっきり覚えています。

自分の運転による自宅までの帰路、車のなかで私は、八〇歳を過ぎて健在の両親にこの事実をどう伝えるかを、考え続けました。姉たちは大阪と広島に嫁いで、私が一〇代のころから離れて暮らしているため、両親の近くにいるのは三人姉妹の末っ子である私だけ。しかも、まだ肉親の誰もがんの手術などしたことがないなか、いちばん年若い私を襲ったこの現実を、驚かせずやんわり伝えるにはどうしたらいいのだろう？

そんなことばかり気にしながら、「驚かないで聞いてね。私は大丈夫だから。お願いだから、慌てないでね。私はがんで、手術が必要だそうです」と言葉を選んで作り上げた文章を、車中で何度も何度も呪文のように繰り返し、練習しました。

両親に伝えた後は、今までの緊張や張り詰めていたものが解け、いつの間にか大泣きしましたが……。

後になって、同じようにがんを経験した友人にも尋ねましたが、状況は似たり寄ったりでした。実際にがんを告知される瞬間は、まるで「あなたは盲腸です」と言われるのと同じくらいあっさり、あっけないもののようです。

告知後の一週間は、私は姉たちや気の許せる友人や親戚に連絡をとり、病院選びの情報集めに奔走し、あっという間に過ぎました。そして、悲しみにくれていたのはこのときだけでした。実際に手術を受ける病院では、検査や入院のスケジュール確認とそのための準備、仕事を休む算段に追われ、悲しんでいる暇は実際なかったからです。

家族への告知は早い時期がいい

家族にどう伝えるか、は重要なステップです。以前であれば、本人より先に家族が医師に呼ばれ「本人への告知はどうしますか?」と聞かれる場面が想像できましたが、今は違います。病院に家族が付き添っていかないといけないような、何かしらの症状が出ている場合は別として、まずはとりあえず一人で病院へ行くことが多いでしょう。

しかも、すぐに「死」に至る病気ではなくなってきているがんは、ほとんどの場合、本人に告げられ、それにより治療や手術へ向かう心構えをすることになります。そのため家族に対しては、本人の口から告知をする必要があります。

告知を同世代にするのか、高齢者にするのか、小さな子どもにするのかによって、注意すべき事柄はまったく異なってくるのでしょう。

私より前にがんを経験していたある友人は、ご主人にはすべてを話しても、両親や私たち友人には胃潰瘍《いかいよう》だと伝えていました。それには、認知症の父親を介護しているお母さんを気遣うため、という理由がありました。

私の場合は、両親は高齢でしたが当時は元気だったので、今後の入院期間や生活のことを考えると、きちんと伝えなければならないと思いました。親がもっと高齢だったり、体調が悪かったらどうしたか、同じようにしたとは限りません。もっと難しい決断が必要だったはずです。

四〇代の女性は親を介護している人も多く――仕事と親の介護を両立している人もいます――、自分のがんについて全部を伝えることの難しさ、があります。

親と一緒に暮らしているのであれば、一時的にホームなどを利用してもらう必要もあるので伝える必要があるでしょうし、離れて暮らしているのであれば、必ずしも全部を伝える必要はないと考える人もいるかもしれません。

シングルマザーで小さいお子さんがいる場合も大変です。今では、お子さんに伝えることの大切さがマスコミなどで取り上げられることが多くなりました。ある程度の理解ができる年齢のお子さんには、あなたのせいではなく母親が病気になったこと、しばらくは病気を治すことを中心にした生活を送らなければならないこと、場合によっては少し離れて暮らさないといけないことなどを話して聞かせる必要があります。

大変デリケートな問題なので、専門のカウンセラーや看護師に、年齢に合わせた告知の内容やタイミングを相談することもお勧めします。がんになったことは隠すべきことではありません。理解してもらうことが重要です。

しかしいずれの場合でも、がんであることを最初に、あるいは早いうちに家族に伝えるべきだと私は思います。それは「入院して手術をすれば終わり！」ではないからです。

ごくごく初期のがんを発見できた、といったケースでない限り、いくら術後経過が良好でも退院後から数年の経過観察があります。また、継続治療が必要な場合は、その後の長い闘病生活があることを自分自身で覚悟するためにも、必要な助けを得るためにも、最も身近な家族への告知は必須だと考えます。

また、心配をかけたくないからと、別の病名で伝えると、本当に必要な情報収集や手助けが得られない場合があります。

「あなたのために」と思って心から心配して知らせてくれた情報が、別の病気のためのものだったら、そのことへの返事をどうするのかや心遣いへの後ろめたさなど、余計なストレスが自分に降りかかってくることも忘れないでください。

仕事関係への告知は「必要最小限の人」に

多くの人が正社員やパート、フリーランスとして活躍しているこの世代は、入院中は仕事を休まざるを得ません。入院が決まったら、その後の仕事復帰を考慮しても、仕事先に告知しておくことは大切です。

しかし、気が動転しているこの時期は、まずは告知を「必要最小限の人にとどめておく」のが賢明です。会社員であれば、上司、総務、仕事を代わってくれる人ぐらいにし、得意先やほかの同僚には、病名まで伝える必要はないでしょう。必要が生じたら、生じたときに伝えればいいのです。入院中や退院後の時間のあるときに、冷静になれる時間が必ずあるので、そのときに頭を整理し、リストを作るのもお勧めです。

上司などの最初に伝えるべき人たちには、本当の病名を伝えたほうがいいでしょう。そうしたほうが、休む期間が暫定的であること、きちんと向き合わなければいけない病気であることの理解が得られると思うからです。

友人・知人への告知は「すっぴん」を見せられる人のみに

友人や知人については、よく考えて決めてほしいものです。しかしこの時期には、本当に伝えるべき相手かどうか、考える余裕があまりないのも事実です。

まずは「本当に心を許せる少人数」にとどめ、仕事関係の人たちへの告知と同様に、冷静になってからゆっくり考えてもいいでしょう。女性は、「すっぴん」で過ごさざるを得ないつらい状態でも、お見舞いに来てもらいたい人は誰かを考えてみると、知らせるべき人はごくわずかであることがわかると思います。

＊ここでは、入院までの短い期間における伝えるべき人は誰か、に限って書いています。そのほかについては「病気を誰に伝え、誰に言わないか考える」（一三九ページ）を参考にゆっくり検討してください。

病院選びは自分にとってのポイントを優先させて

検査でがんだとわかった後、どの病院へ入院し、どの病院で手術を受けたらいいのでしょうか。術数の多い病院がいい、有名な専門医のいる病院がいいなど、考え方はさまざまあるでしょう。

全国には、がん診療連携拠点病院とがん相談支援センターがあり、相談に乗ってもらうことができます。

がん情報サービス　http://ganjoho.jp/public/index.html　で、より詳しく調べることもできます。

また、急いで病院探しをしているときには気づきにくいのが、がんは手術だけでなく、通院治療や経過観察の診察のために長く病院に通う必要があるという事実です。

その病院へ通院のため自力で通うことは可能か、退院後に近くの病院へ通いたいので、その病院との連携関係はあるかなども、病院選びのポイントになります。

電車やバスの公共交通機関で無理なく通える病院があればベストですが、普段は自動車を運転できる人も、検査や体調によってはタクシーが必要なこともあります。タクシー代がかかり過ぎるのは経済的に負担となりますから、通院が可能かどうかも、病院選びの参考にしてください。

入院までの短期間にできること

入院の日程が決まり、いざ入院までの期間には、個人差があります。

全身にわたる検査をいろいろと受け、一ヵ月後に入院、あるいは一週間後にすぐ入院など、さまざまなケースがあるでしょう。その期間に合わせ、できる限り済ませておくと便利なことを挙げます。

全部は無理でも、自分にとって優先順位の高そうなもの、できそうなものを選んで、おこなってみてください。

限度額認定証の手続きをする

国民健康保険なら、国民健康保険証と印鑑を持って役所へ行き、高額医療費の限度額認定証の手続きをします。

会社員で国民健康保険以外の保険に加入している人は、それぞれの勤務先の担当者に相談し、手続きをしておきましょう。

入院の前に、あらかじめこの手続きを済ませ、交付された認定証を病院の窓口で提示すると、支払額が自己負担の限度額内に収められます。この認定証がないと、一旦はかかった費用をすべて支払わなければならず、高額医療の申請をしてから数ヵ月後に自己負担限度額を超えた分が戻ってくることになります。

すでにがん保険などに入っていて、相当額が支払われる人でも、支払いまでにはかなりの期間を要します。入院や手術の負担額は大きく、家計に響くものです。また、退院後に抗がん剤治療をする場合には、入院以上に費用がかかる場合もあるので、この手続きは必ずおこなうことをお勧めします。

入院だけでなく、通院による抗がん剤治療などにかかる高額医療費にも自己負担限度額内に収められる認定証の申請手続きができますので、この申請も覚えておきましょう。

治療にかかわる領収書はすべて保管する

入院費に限らず、検査や診察費用、薬代など、すべての医療にかかわる領収書を保管しておきます。

できれば、コピーをしておき、一ヵ月ごとにまとめておくといいでしょう。

また、具合が悪くてタクシーを利用したときはタクシーの領収書も必ずもらい、保管しておきます。病院用としてメモを付けておくといいです。

これらの領収書を保管する必要があるのは、フリーランスの人が税金の申告の際、医療費控除を申請するのに必要だから、だけではありません。フリー以外の立場で働く人も、医療費控除はされますし、限度額認定証の手続きを先にしていなかった場合、あとで一ヵ月の限度額を超えた高額療養費制度の自己負担金の申請をする場合にも、必要になるからです。

医療費控除の手続きをおこなう場合は、領収書の原本を税務署に提出しなければならず、手元に残りませんから、コピーの必要性は増します（ただし、ネット申請では領収書の提出が免除される場合があります）。

また、高額療養費の申請は数ヵ月遅れで通知が来るので、すでに税務署に領収書を提出してしまったときに慌てないためにも、やはりコピーがあると安心です。一度、税務署に提出した領収書は返してもらえません。手続きをすれば、有料でコピーをもらうことができますが、日にちも手間もかかります。

保険会社に連絡する

がん保険などの医療保険に加入している場合は、保険会社に電話をして、還付に必要な書類を送ってもらいましょう。

早めに書類が手元にあるほうが、スムーズに進められます。

家族について可能なサービスを知る

乳幼児や介護が必要な人が家族にいる場合、まずは役所に相談しましょう。

保育園や介護施設などの預かりが可能な施設への入園、入所が優先される場合がありま す。早めに相談、可能な方法の手続きをとっておきます。役所の手続きには基本的に時間がかかる場合が多いので、決して遠慮せず、自分の緊急性、必要性をいかに的確に伝えるかがポイントとなります。

高齢の親御さんがいる場合は、地域包括センターに相談し、介護認定やヘルパーさんの手配などができるよう、ケアマネージャーさんを紹介してもらうという方法があります。

これにはある程度の時間がかかるので、まずは相談してみることをお勧めします。申請をし、結果が出るまでの間に暫定的な措置がとれる場合もあります。

家族の食事の手配をする

高齢の親御さんやお子さんがいる人であれば、自分が入院している間、家族の食事をどうしよう、という問題は重要です。

私の場合は、高齢の親の食事をどうするか、食品の買い出しをどうするかは、切実な問題でした。食品を含むすべての買い物は私がしていたので、それまでも活用していた生協を利用する割合を増やし、親には生協への注文の仕方を覚えてもらって対応しました。注文先が複数になると管理も難しくなるので、生協一つに絞り、生鮮品だけでなく冷凍、半加工品、お弁当なども利用することで乗り切ったわけです。お子さんのいる家庭でも、幼いお子さんでなければ同様に対応することも可能でしょう。

二、三日で済む入院なら、作りおきや冷凍食品の利用が可能ですが、数週間の入院となれば、そうしたことは不可能です。冷蔵や冷凍では食品が傷んでしまう場合もあるので、控えたいものです。買いおきをするなら、常温保存ができるレトルト食品や缶詰を用意しておくのがお勧めです。民間会社の宅配弁当を頼む方法もありますが、がん治療には時間が長くかかることを考えて、家計の負担にならない方法を優先するべきです。闘病中は、本人の入院、治療費だけでなく、家族が見舞いや付き添いに出向くために使うタクシーなどの交通費も馬鹿にならないからです。

そして案外かかるのが、家族の外食費やお惣菜《そうざい》の購入費です。四〇代前後の女性が入院すると、家計を共にする家族が惣菜を買う費用や外食費が増えることを考慮しておくといいでしょう。しかしどうしても手が回らないことは、頼れる人がいればその人にお願いしたり、先に述べた地域包括センターなど行政に相談したりするのも賢明だと思います。

退院後の自分のための食事を用意する

見落としがちなことですが、退院してすぐに、入院前と同じように体を動かせるわけではありません。また、家族と同じものを食べられるとは限りません。

とくに一人暮らしの人なら、買い物に行かずに食べられるものが身近にあると、とても安心感が得られます。優先順位第一に買い揃えておくことをお勧めします。

消化がよく、栄養価のあるものを数日分用意しておくと便利です。

私のお勧めは、常温で保存のできる野菜スープや雑炊《ぞうすい》、野菜やフルーツのジュース、乾麺や冷凍の麺類です。そうめんはゆで時間も短く、冷たくしても温かくしても使えるので、重宝します。消化器系のがんでなければ、カレーや中華丼の具などご飯に載せてすぐ食べられ、栄養バランスのよいものもいいでしょう。温めればすぐに食べられるものがあると本当に助かります。

健康な人には、術後の人の体調はわかりにくいものです。食事をお願いしても、望ましい料理が食卓に出てくるわけにはいかないはずです。せっかく用意してくれたものに文句をつけるのは、お互いにとってストレスになりますから、あらかじめ自分の好みのものを用意しておけば、ストレスフリーとなり、笑顔で過ごせます。

食品を処分する

冷蔵庫や買いおきの食品で保存できないもの、保存期間の短いものは、入院前に処分しておきましょう。退院して帰宅したときに、それらが腐っていて、その掃除を最初にしなければいけないのは、病身にはきついものです。

一人暮らしの人は食品の処分は必須です。家族がいる人も、普段家事をしないと気づかない場合もあるので、入院前に一通りチェックをし、思い切って処分しておきましょう。

歯医者に行っておく

日数に余裕があれば、ぜひお勧めしたいのが歯医者に行っておくことです。

私は定期的に歯科検診に行き、検診とクリーニングをしていましたが、普段あまり行かないという人は、入院前、抗がん剤治療の前にはぜひ行くことをお勧めします。

虫歯が痛んで食事がままならない状態になっては大変だからです。体調の快復にかかわりますし、歯がぐらぐらして器具が挿入できないというのも困ります。また、抗がん剤治療の際には口内炎などができやすく、ちょっとした傷で炎症を起こしやすくなります。歯のメンテナンスや歯垢《しこう》の掃除などのケアをしておくと、トラブル回避につながります。

現在では、がん患者の口腔《こうくう》ケアの大切さが医学的にも勧められています。

ベッドメーキングをしておく

帰宅後にすぐに横になれるよう、入院前日や当日の朝に、ベッドを整えておきます。

また、病院へ持っていくパジャマとは別に、家にも少なくとも一、二着は用意しておきます。持ち帰った寝巻きを洗濯する前に、帰宅してすぐに着られる清潔なものがあると安心できます。とくに一人暮らしの人は忘れずに用意しましょう。

美容院に行っておく

がんの告知で最初のうちは精神的ショックが大きく、身の回りのことには気を使えないものです。入院中も手術のことで頭がいっぱいになるかもしれません。しかし、落ち着いてきて、お見舞いの人が来てくれるようになると、気になるのが自分の身なりです。

そんなとき、髪の毛がさっぱりしているだけで、気分がまるで違います。

普段、白髪染めをしている人なら、まずはカラーリングをしてもらいましょう。

美容院へ行く時間がなければ、自分で染めてもいいと思います。退院後の体調や、抗がん剤治療が始まると美容院へ自由に行けないこともありますから、できれば気分転換も兼ねて、あいた時間を見つけてカットやカラーですっきり、さっぱりしておくことがお勧めです。白髪が目立ち、髪の毛も「ぼさぼさ」では、せっかくのお見舞いも断りたい気持ちが生じてしまいます。病院内でもカットの美容院サービスがあるところが多いのですが、カラーリングまではしてもらえませんので、時間があれば美容院へ行っておきましょう。

2

いざ入院

入院必須品

入院のために最低限必要な品物は、病院から説明を受け、一覧表で渡されます。病院によって自前の寝巻きが必要だったり、すべてリース品を着用しなければいけなかったり、いろいろなケースがあると思いますが、ここでは「こんなものがあると便利」という品物を挙げました。

病院によっては必要のないもの、持ち込めないものがあるかもしれませんので、それぞれの注意に従ってください。

重要なパジャマ選び

自分で想像する以上に枚数が必要となるのが、パジャマです。

三、四枚は必要でしょう。洗濯をしてくれる家族がいても、また自分で病院のコインランドリーを利用するにしても、四枚あれば安心していられます。

パジャマの持参が必要な場合は、いくつか、選び方のコツがあります。

一般に「前開きのもの」が必須と思われがちですが、とくに指定がなければ、必ずしも前開きが便利ではありません。手術する部位にもよりますが、ボタン掛けが必要なものより、プルオーバー（かぶり）のほうが楽な場合もあります。以下、「私のお勧め」のところで詳しく書いておきます。

むしろ必須条件は、透けないこと、ピチピチでないことです。

パジャマ姿で検査室に行ったり、リハビリで廊下を歩いたり、元気になれば売店へも行くでしょう。一般の外来の人と同じ場所をパジャマ姿で歩き回るわけですから、恥ずかしくない、透けないことが重要です。

Tシャツとスウェット、短パンは、ピチピチになる場合があるので、お勧めはできません。

私のお勧め

チュニック丈でお尻まで隠れる丈のものを

下着が透けるのが気にならないので、安心です。チェックなど柄《がら》が入っていると透けにくく、体型もごまかせます。

素材はできる限り天然のものを

とくに二重ガーゼの綿は快適です。

ほかには、ギンガムや楊柳《ようりゅう》なども肌にまとわりつかず、さらさらして気持ちがいいものです。素材のしわも目立ちにくいので、だらしない感じになりにくいのです。

病院内は一年中温度があまり変わらないので、冬でもモコモコのフリースのような素材は、暑くて寝苦しさの原因になります。また、頻繁に入浴ができるわけではないので、化繊は痒《かゆ》くなったり、蒸れたりしやすいので、できるだけ避けたほうがいいでしょう。

洗濯がしやすく、乾きやすいものがいいでしょう。天気が悪くて干せないとか、コインランドリーを利用する場合を考慮し、乾燥機にかけられる素材であることも重要です。

袖口がリブ網やゴムなどで詰まっていないものを

点滴をしたり、血液検査をしたり、血圧を測ったり、とにかく腕を出す機会が多く、点滴をしたままの着替えでは、袖口に引っかからないよう広いものが便利です。できればアームホールも広めのほうが、着替えのときに楽です。

前開きが指定される場合は

とくに乳がんの手術で、腕を上げるのが大変な場合は、かぶるタイプのパジャマは禁物です。病院からの指定がなければ、プルオーバー（かぶり）のものでも構わないと思いますが、毎日何度も手術跡を出さなければならないので、胸やお腹《なか》を出しやすいもの、すぐにめくれるデザインやサイズのものがいいでしょう。スウェットシャツ（トレーナー）のように、お腹がリブ素材などでしまっているタイプは上げ下げがしにくいので、お勧めしません。

綺麗な色、好きな色のものを

黒やグレーは控えてほしいものです。しばらくの間、パジャマが日常着になるのですから、明るい気分になれるもの、周りが明るい雰囲気になるもの、鏡に映った「すっぴん」の自分の顔が暗く見えない、自分に似合う明るい色のものを選ぶことが大事です。

私はピンクと白の千鳥格子《ちどりごうし》、グリーンのチェック、赤いタータンチェック、ブラウンとアイボリーのボーダーのものを持っていきました。赤いチェックのもの以外は、下のズボンは無地でしたが、どれも上衣は丈が長め、二重ガーゼやジャージー素材のコットンのものです。

できるだけ飾りのないものを

入院中は検査が多く、とくに術後はレントゲンを頻繁に撮ります。

術後は、検査着に着替えるのに苦労しますが、飾りのないものであれば、そのままで撮影ができる場合があるので、飾りのないものを選んでおくとよいでしょう。

たとえば、レントゲンに映ってしまうという理由で「不可」とされるものには次のようなものがあります。

大きなボタン（小さな透明のボタンのようなものは大丈夫）

金属の装飾品

ファスナー
ラメの入ったもの　など

こんなに条件の揃ったパジャマはすぐに見つけられない、ということもあるでしょう。とりあえずということなら、病院の売店にも大概パジャマは置いてありますから、それを一枚買ってもいいと思います。

意外と使えるのが、通販のカタログです。日本の通販は届くまでの時間が短く、都合に合わせて日時指定が可能ですから、間に合わない場合は家族に後で届けてもらったり、一人暮らしの場合は手を貸してくれる人の元に届くように指定して、都合のよいときに、できれば一度洗ったものを持ってきてもらうようお願いしましょう。

そのほか、手術の部位に支障がなければ、ブラトップ付きのものは院内を歩くときにも安心感があります。ブラトップ付きのルームウェアなどを探してみると、ちょうどいいパジャマになるものがあります。

院内での履きもの

入院中に履くものとして、スリッパを指定している病院は多いのですが、実際にはスリッパは不便です。脱げやすく、底も薄いので、歩きやすさや安全面にかんして、私は疑問を持ちます。

リハビリで院内を歩き、機能回復をしたり、夜中にトイレに行ったりするときなど、音がするものは、ほかの入院患者さんにも迷惑となります。

脱ぎ履きが楽で、脱げにくいもの、音がしにくいものがいいでしょう。

私のお勧めは、クロックスタイプの履きものです。

私は、クロックスのマンモスという、中に取り外しのできるふわふわの中敷きが付いているものを利用しました。スリッパのようにつっかけて履けますし、靴下を履かなくても温かいので、夜中に起き上がるときでも気にせずに履けて、便利でした。

一日中、便利に使えるコップ

食事のときはもちろん、日中の合間の飲み物にと、コップは必須品です。

割れないもの、ふたのあるものを選びましょう。術後に起き上がりが不自由なとき、気分の悪いときなど、折れ曲がるストローも付いていると役立ちます。

保温機能のあるふた付きのものは、さらに便利です。

スターバックスで有名になったタンブラータイプのものも、今は大きさやスタイルも豊富にあるので、探しやすいでしょう。退院後も使えるものがお勧めです。

私は持ち手も付いたサーモマグという、マグカップタイプを使っていました。飲み口の穴にちょうどストローが収まるので、夜や起き上がるのが苦痛なときもこぼさずに飲めて重宝しました。

爪きりとはさみ

何もしていないと、本当に爪はよく伸びます。爪きりは、はさみ代わりにも使えるので、必ず持っていきましょう。小さなはさみも、あると便利です。

筆記用具

メモ帳やペンも必需品です。

持ってきてもらいたいものや、ちょっとしたことを書いておく場面は、意外と多くあります。

携帯電話の充電器

最近では、病院でも携帯電話の使用が普通になってきました。充電器がないととても不便です。忘れずに持っていきましょう。

基礎化粧品

普段愛用の洗顔料、化粧水、美容液、シャンプー、コンディショナー、石鹸などを忘れずに持っていきましょう。長い入院生活では、小さな旅行用のサイズでは足りなくなります。また、携帯用にと普段使っていないもので買い揃えると肌に合わないこともあります。いつも使っているものを持っていくのが得策です。

ハンドクリームとリップクリーム

お化粧をしない入院生活中でも、お肌のお手入れのための基礎化粧品以外に、これらは必須です。

ハンドクリームは、リラックスのためのハンドマッサージにも使えるので、ぜひ持っていってください。

リップクリームは、ほんのり色つきタイプがお勧めです。お化粧を禁止されている場合でも、お見舞いの人が来たときに少しだけ、顔色をよく見せられます。

生理用品

閉経している人以外は、かなりの確率で入院期間中と重なるのが生理です。これは私の入院前に、友人が事前に教えてくれたのですが、術後には予定より早く始まってしまうことが多いということです。ほかの手術経験者の女性にも聞いてみると、ほとんどの人が同じような経験をしていました。実際、私もそうでした。

私の場合は、がん闘病の一度目では予定より早く、術後すぐに生理が始まってしまったこと、二度目（最初のがんから約二年後、転移により手術が必要となり、私はがんによる二度目の入院を体験しました。六一ページ参照）ではばっちり手術日と重なった、という体験をしています。

予定より早く始まったときは、友人から聞いていた通りだ！　と思いました。心の準備も万端だったので、「やっぱりね」という感じでした。

二度目のときは、手術の予定日を聞かされたときから、生理日とぶつかってしまうとわかっていたので、入院前の説明のとき、看護師さんにどんな準備をしたらよいか相談をしました。入院後も病室担当の看護師さんが来るたびに話しておいたので、手術担当の男性看護師さんに、術前の説明のときには事前に話が伝わっていました。

「何も心配する必要はありません。手術着やベッドを汚してしまっても当たり前のことなので、気を使う必要はないですよ」とわざわざ看護師さんが言ってくれ、とても安心したのを覚えています。実際には、看護師さんにわかりやすい場所で自分でも手が届くところに、自分で事前に生理用品を準備しておいたので、何も問題なく、ベッドを汚すこともなく快適に過ごせました。

「生理用品は売店でも売っているから、まあいいや」とは思わず、自分の使い慣れたもの、夜用のものを用意しておくと便利です。というのも、まだいろいろなチューブが体とつながっていて、身動きがとりにくいときに始まる場合があるからです。看護師さんに頼んで買ってきてもらうより、自分で用意して、置いてある場所を伝えて使うほうが、ずっとスムーズに事が運びます。

また、手術日と生理予定日が重なるときには、担当の看護師さんに、面倒でも伝えておくと安心できます。手術着から着替える際に用意して頼んでおけば、きちんと対応してくれるはずです。

手術する部位により、手術中もナプキンが使用可能な場合があります。遠慮せず質問してみることで、安心して過ごせます。

羽織物

パジャマの上にさっと羽織れるものを、一枚は持っていきましょう。

自分の持っていくどのパジャマの上にも羽織って合わせることができるもの（できれば色も合うもの）にしましょう。

私が愛用していたのは、ピンク色の綿ニットのラグラン袖のボレロです。首や肩がちょっと温かければいいので、長いものは必要ありません。丈の短いボレロで十分です。

私のものは、袖口の詰まっていない五分袖で、大きな一つボタンで留めることもできるし、肩に羽織ることもできました。着ていると「便利そうでいいわね」とか「かわいい」とよく褒めてもらいました。これは綿素材で、一年中重宝しましたが、冬場の入院のときはウールの白のボレロも持っていきました。こちらは袖口が細かったのと病室内は暖かかったので、冬でも暑くて邪魔になりました。

もちろんボレロでなくとも、コットンの普通のカーディガンでも十分です。ほかに、ボタン付きの羽織れるストール（もしくは膝かけ）も便利です。この場合、「ボタン付き」がポイントです。ボタンがないと肩からずるずる下がって不便なだけでなく、危険です。しかしボタンが付いているだけで、ちょっと寒いときの肩かけに、動くときのボレロ代わりにと便利に安心して使えます。

退院を念頭に置いた服装

入院する日に着ていく服は、多くの場合、退院のときにも着て帰るものとなります。帰るときのことを考えて着ていく、などということは普通はしないものですが、これは大事なことです。

たとえば、私は腹腔鏡手術をしました。お腹の周りにいくつもの小さな穴を開けるのですが、おへそは少し大きな傷跡になります。この部分に、ジーンズのファスナーやボタンが当たるのです。固い素材は痛みを引き起こします。帰りの乗り物で座ると食い込んで余計に痛みます。

さらに私は、手術跡が不測の事態で炎症を起こしてしまったため、退院時には傷口が開いたままでした。こんなことは、入院時には想像もできませんが、はいてきたジーンズがなんと恨めしかったことでしょう。二度目の入院のときには、この経験を踏まえ、お腹周りがストンとした、締め付けのないワンピースを着ていきました。おかげで、帰りは着替えも、着心地も楽ちんでした。

同じ病室になった乳がんの患者さんは、入院のときにプルオーバーのタートルのセーターでしたが、退院時には腕が上がりづらかったので、着替えが大変で、同室のみんなで着方を考えて苦労して着替えました。乳がんの患者さんなら、前開きで、腕を上げずに脱ぎ着のできる服を着ていくほうが安心です。

行き帰りの服装の説明まで、病院では普通おこなわないので、自分で想像して着ていくしかありません。柔らかな素材で、締め付けの少ないものがお勧めです。伸びのよいレギンスとチュニックやワンピースは、比較的安心できます。

また、入院するときと退院するときで季節が変わっていることもあります。羽織物があると、寒暖の差にも対応できるので便利です。

あると便利な品物

必須とは言えないものの、こんなものがあると入院中も楽しく快適に過ごせる、という品々をご紹介します。

入院中は上げ膳、据《す》え膳、痛ければすぐに誰かが助けてくれる、何もせずじっくり休める貴重な時間でもあります。退院後にはそれらを自分でやらねばならない、思った以上に忙しい日々が待っています。

せめて入院期間中は決して焦らずに、ゆっくり心と体を癒やして、今後のために体力を温存するロングバケーションと決め込んで、めいっぱい休んでほしいと思います。

入院中の時間の過ごし方は、午前中は回診や検査、朝食などで忙しく過ぎていきますが、お昼から夕食までの時間と夜は、長いものです。その時間をどう快適に過ごすかで、退院後の過ごし方も変わります（これについては、後出のコラム「入院は長期休暇と考えよう」〈六〇ページ〉も参考にしてください）。

ティーバッグ

お好みのティーバッグなどを持っていくといいでしょう。

紅茶や日本茶、中国茶、そしてはちみつなど、普段から愛用のものをどうぞ。大概の病院には自由に飲めるお湯とお茶のサーバーがあると思います。カップとティーバッグがあれば、ほっと一息がつけます。

夜眠れなくて困る人は、ノンカフェインのデカフェや、薬に影響しないハーブティーがお勧めです（ハーブティーの中には、セントジョーンズワートのように、薬に影響を及ぼすものもあるので注意してください。あくまでも普段から飲み慣れた安心なものを！）。

おやつ代わりに甘味がほしいときや、小腹が空《す》いたときには、お砂糖を入れてお茶を甘くして飲むと、気持ちが落ち着きます。私は、砂糖ではなく携帯用のはちみつを持参していました。

電池不要の携帯加湿器

「ちょこっとオアシス」（商品名）のような電源の必要のない、手ごろな加湿器があると便利です。

病院施設では、大量に電気を使用しますので、入院患者といえども個人的に無駄な電気を使うのは極力避けるべきだと考えます。しかし、乾燥は気になります。紙に水を吸わせて蒸散するタイプのものなら、周りの迷惑にもならず、自分の周りだけ静かに加湿できるので便利です。

シートマスク

入院中には余るほどの時間があります。普段では考えられないほど寝ることもできます。規則正しい生活になるので、実はお肌のお手入れにはもってこいなのです。

深刻な病気だというのに何を言っているんだと思われるかもしれませんが、深刻なときだからこそ、退院してげっそりやつれて肌もぼろぼろ、になるのではなく、退院後元気になった、かえって綺麗になったと周囲に言わせるくらい、楽しむ気持ちがあったほうがいいと私は思います。

いかにも病人という外見でいるよりも、誰が見ても「病気なの？」「元気そうだね」と言われることで、「私は大丈夫」「元気なんだ」という暗示をかけることもできます。逆転の発想で、普段はできない、ゆっくりできるお肌のお手入れをしてみてはどうでしょう。

面倒なお手入れではなく、顔形のシートタイプに美容液をたっぷりしみこませたパックなら簡単で、寝ながらでもできます。私は夕食後、就寝までの暇な時間や眠れない夜中に使っていました。

カチューシャやヘアバンド

寝癖がついたり、白髪が伸びてきたりすると、急にだらしなく見えたり、老けて見えたりします。お見舞いの人はきちんとお化粧をして、身綺麗な格好でやって来るのに、入院患者は「すっぴん」でパジャマ姿。女性としては落ち込む人もけっこう多いはずです。そんなときに、少し太めのヘアバンドがあると、顔周りがすっきりするだけでなく、生え際《はえぎわ》の白髪隠しにもなり、きちんとして見えます。

腹巻き

お腹の手術をした場合だけでなく、ほかの部位のときにも腹巻きは便利です。私は入院する前までは一度も使ったことがありませんでしたが、入院を機に愛用者になりました。お腹の冷え防止、術跡の保護に使えます。綿やシルクの自然素材の締め付けの弱いものを用意しておくといいでしょう。

左に私の入院中のタイムスケジュールを参考までに載せますので、入院中をイメージして、自分ならこんなものがあると便利かな、などと補足しながら入院に臨んでください。

私の入院中のタイムスケジュール（動けるようになってから）

七時　起床

カーテンを開け、部屋の空気の入れ替え

（早朝　ヨガの呼吸法と瞑想　体に無理のない程度にできるもの）

洗濯か読書

八時　朝食
　回診
　リハビリをかねて院内をうろうろ歩く
　読書　ちょっと昼寝
一二時　昼食
　リハビリ散歩
　読書　お見舞いの客など
　ティータイム　昼寝　読書
　シャワー
　回診
一八時　夕食
　読書やテレビ　肌などのお手入れ　検査など
　洗顔　歯磨き
二一時　消灯
　瞑想

ヨガなんてふざけてる、と思われるかもしれませんが、これは私にとって貴重な、自分を見つめる時間になりました。とはいえ本格的なヨガをおこなったわけではなく、主にベッドに座り、呼吸法と瞑想を中心におこないました。

少し動けるようになってからは、座ってできるポーズとか簡単なものとストレッチを毎日続けていました。これは、術後の機能回復と、気持ちを落ち着け、頭の中を整理するのにとても役立ちました。しかしそうなったのは、私がヨガを長年やっていたからです。今までしたことがない人が入院中いきなり始めるのは危険ですから、決してお勧めはしません。しかし呼吸法と瞑想は、誰にでも取り入れられると思うので、心の落ち着きに役立ててみてもいいと思います。入院前から、少しずつ毎日の生活に取り入れると、心の持ちようも変わるのではないかと思います。

私の入院していた部屋は、東側に大きな窓があったので、毎日、朝日とともに起床していました。朝日に向かい呼吸法での深い呼吸をしながら、気持ちが焦ったり、気が滅入ったりしないように意識し、穏やかに毎日が過ごせるよう瞑想をしていました。

ティータイム、これも毎日の習慣でした。日々の生活と変わりない時間を持つことは、安心やリラックスにつながります。ゆっくり心を休める時間は大切なのです。入院中にはおやつは食べませんが、朝食に出た牛乳を、病院で一人に一台ずつ与えられた簡易冷蔵庫で保存し、その牛乳を後でティーバッグで淹《い》れた紅茶にはちみつとともに加え、ひとりロイヤルミルクティーを満喫しました。ほかにもハーブティー、中国茶など、簡単に淹れられるティーバッグをいくつか持っていくと、気持ちとお腹の足しになります。

自分が落ち着けるもの

もちろん必須ではありませんが、「あるとホッとするもの」です。

私の知り合いが入院したときの必須の持ち物リストには、「ぬいぐるみ」とありました。私にはその手の趣味はないのですが、その代わりが「香り」かもしれません。香りだって、誰もが必要とするものではないでしょう。しかし自分が落ち着けるものであれば、何でもいいのです。ぬいぐるみでもタオルでも家族の写真でも、自分の安心できる邪魔にならない小さなものが一つあると、いいでしょう。

入院時 必須品リスト

必須品	チェック欄
パジャマ	
履きもの	
コップ	
爪きりとはさみ	
筆記用具	
携帯電話（スマホ）の充電器	
基礎化粧品	
ハンドクリームとリップクリーム	
生理用品	
羽織物	
退院を念頭に置いた服	

入院時「あると便利な物」リスト

あると便利な物	チェック欄
ティーバッグ	
電池不要の携帯加湿器	
シートマスク	
カチューシャやヘアバンド	
腹巻き	
自分が落ち着けるもの	
バスタオル	
本や漫画、携帯音楽プレーヤー	

バスタオル

枕が変わると寝られないという人は案外多いものです。一日、二日なら我慢ができても、何日も合わない枕で眠らなければいけないのは、つらいものです。入院時に寝具は持ち込めませんが、バスタオルで代用することができます。

私は普段からバスタオルで好みの高さの枕にしているので、入院中も病院の枕は使わずに、バスタオルを畳んで枕代わりに使って快適に過ごしていました。バスタオルは余分に一枚あると、枕にも、温度調節のタオルケット代わりにも使え、重宝します（持ち込み禁止の病院もありますので、規則に従ってください）。

本や漫画

何冊も持っていけば邪魔になるし、重くもなるので限度はありますが、「これほどじっくり読書の時間が取れるときがあるだろうか……」というくらい、病院では静かに本が読めます。私は病院で、何冊読破したか知れません。ただ、目も疲れるので、漫画を読むこともしばしばでした。

とくに消灯後の時間は小さな文字の文庫本より、読みやすい漫画を読書灯で読んでいました。誰かがお見舞いに来て、漫画を持ってきてくれると、代わりに今まで読んでいたものと交換してもらい、できるだけ荷物を増やさないようにしながら、懐かしいものから新刊まで、たっぷり読めました。もっと電子書籍が増えて、タブレット一つで済めば便利だなと思います。

お勧めは、長編物の文庫本です。時間があるときでないと読めないような長編なら、一冊持っていくだけで足りるかもしれません。

入院は長期休暇と考えよう

私にとっての初めての入院。しかもその期間が約一ヵ月と言われたとき、まず考えたのは「何かしなくちゃ」でした。

これまで、社会人になってから、一ヵ月の間何もしない経験はなかったので、とにかく気が焦ったのです。一ヵ月間何をすればいいのか？　と。

そこで私の頭に浮かんだのは、一ヵ月といえば、お休みではなくて短期留学の長さだ、何か習得できるのではないか、ということでした。う〜ん、何をしよう？　短期留学といえば英語だ。すっかりさびついた英語を勉強し直す？　いやいや、英語は声に出すことが重要だから、ほかの人の迷惑にならないようなもの、ペン習字だ！　と普段から、本にサインを頼まれたときに幾度となく断ってきたことを思い出し、綺麗な字が書けるようになろうとして、ペン字トレーニングを決意して道具を持ち込みました。並行して、退院後に出すことが決まっていた本の資料まで用意して、体や心を休ませることなど考えもしなかったのです。

そんな心の持ちようでしたから、入院中も仕事の電話やメールが何度も入っていました。いつも頭のどこかに仕事のことがあって、「あれをやらなくちゃ、これをしなくちゃ」と焦っていました。

この考えが間違っていたことには、二度目の入院をすることになったときにやっと気づくのですが、そのときには、怠けちゃいけない、すぐに仕事に復帰するんだ、ということしか頭にありませんでした。「休む」という考え方ができなかったのです。

しかしこれは、これから入院するみなさんには絶対に間違ってほしくない、誤った心の持ちようです。がんは生活習慣病ともいわれるように、これまでの生活や考え方に無理があることが原因かもしれません。私の場合は、自分を追い込むクセでした。何かに感動したり感心したりすると、自分にももっとできるのではないか、私は怠けているんじゃないだろうか、と少しも自分を褒めたりいたわることができなかったのです。よくいえば上昇志向が強いともいえますが、がんばっている自分に対して、「十分がんばっているよ、ありがとう」と感謝する気持ちがありませんでした。だから、自分の体に病気があって、休むことが必要だよ、手術の後は体力も免疫力も落ちているからじっくり養生しなくちゃいけないんだよ、という言葉が聞こえない、身に染みないのです。

がんになり、手術が必要になったとき、本当は体がみずから、休むことの必要性を教えてくれていたはずでした。それなのに、私には、その声は聞こえませんでした。最初の手術は成功し、わかったことは術前に言われていた「ステージ2から3」ではなく、実際にはステージ1、しかもリンパ転移もなく、術後は治療の必要なし、三カ月に一度の定期的な検査の経過観察が必要なだけ、ということでした。しかし、大して養生もせず、一ヵ月後には休んだ分の仕事を埋めるために、びっしりのスケジュールを立てました。そして、たった三回目の検診で早くも腫瘍《しゅよう》マーカーが上昇し、転移が発覚したのです。

せっかくもとの通りに戻りかけた仕事もパーです。抗がん剤治療がすぐに始まり、半年後に手術が予定されたので、入院予定に合わせ、仕事を再度すべて休むことにしました。そのときにはがんが一度消え、この手術はキャンセルとなったものの、結局、最初の抗がん剤治療が一年弱続き、当初の予定の半年後に手術をしました。最初の入院時の仕事のドタキャンと、このときの二度、三度の仕事のキャンセルは、もう二度と同じ仕事先から仕事が依頼されない、元の場所に戻れないことを意味していました。信用第一で、後ろ盾のないフリーランスの厳しさを痛感しました。

この痛い経験の二度目の入院と手術により「入院は短期留学ではなく、体を休める長期休暇」であることが、やっとわかりました。

二度目の入院では、仕事を持ち込まないのはもちろん、仕事に関係する本も持ち込みませんでした。徹底的に「心も体も解放して楽になる」ように頭を切り替え、入院生活を送ることにしたのです。

このことは、退院後の自分自身の考え方や生活にも反映され、私の生き方そのもの、将来への考え方、夢、人との付き合い方までを変え、自分自身を大切にし、一日を大切にするようになるきっかけになったと思います。

これまで、社会でバリバリ働いてきた人には難しいことですが、入院時のようにゆっくりできる貴重な「長期休暇」はほかにはありません。入院期間だけでも決して焦らず、心と体を癒やして、今後のために体力を温存してほしいと思います。

入院中に体調管理を習慣づける——食事日記は有効

入院中の食事をきっかけに、食事日記を習慣づけると退院後も役に立ちます。私も一年半の間、三食すべての食事日記をつけていました。この習慣は、今までの自分の食事のメニューの偏りを確認でき、退院後に作る料理メニューの参考にもなります。

しかし、私が勧める理由は別にもう一つあります。手術により今までと体調が変わり、それまで食べられていた食べ物が食べられなくなったり、お腹を壊したりという変化が起こる場合があるからです。また、抗がん剤治療が必要なときには、副作用による体調の変化に対応していかなければなりません。何を食べると具合が悪くなるのか、何時間くらい経過したときに体調に変化が出るのかについて、食事日記とともに書き残しておくと体調管理がしやすく、具合の悪くなる食材を避けることができるのです。

しかし退院後に、薬物などによる治療が始まってから食事日記をつけようと思っても、すぐにできる人は少ないでしょう。ですから、入院中の時間のあるときに暇つぶしのつもりで食事日記を始めれば、比較的楽に習慣づけられると思います。私のようにメモ魔でない人は、携帯電話で写真を撮っておくだけでもいいと思います。

私の場合は、一度目の退院後から食事の管理が必要だと感じ、食べ物に気をつけるようにしていましたが、食べたものを本格的に記録するようになったのは、二度目の入院をする前の抗がん剤治療が始まったときからです。入院中は、退院後の食事の参考にするためにすべてを写真に撮り、メニューをその日の体調とともに日記に書き留めました。

私は大腸の一部を切除したので、退院後は今までに経験のないような下痢や便秘に悩まされました。手術前には下痢や便秘に日常的に悩まされたことはありませんでした。とくに便秘はほとんど経験がなかったので、どう対応していいものかわからず、気を失ってしまうのではないかと思ったこともありました。程なくして、これほどひどい便秘はしなくなりましたが、その後も長い付き合いをしなくてはならなかったのが、下痢です。

突然の下痢には本当に困りましたが、食事日記をつけていると「なるほど、これを食べるとひどい下痢になるな」という食材がいくつか見えてきました。私の場合は「油」、とくに「動物性油」がカギでした。揚げ物はもちろん、肉を使った料理はわかりやすいのですが、油を多めに使った、たとえばごま油がたっぷり入った春雨サラダや、野菜をたくさん食べるつもりで食べたバーニャカウダ、油が多い炒め物、アイスクリームなど、見落としがちなメニューもあって、発見でした。

抗がん剤治療を始めてからは、副作用による体調の管理はとても大変で、自分に合わない食べ物も違ってきました。味がわからなくなったり、においが気になって食べられないこともあるので、吐き気や気持ち悪さ、ひどい下痢を未然に防げるものならそれに越したことはありません。薬と相性の悪い食べ物が原因で下痢や吐き気を引き起こす場合は、その食べ物を避ければいいので、残した記録が参考にも慰めにもなります。

私は、体に合わないものを食べると大体四〜六時間後に下痢が始まることが多く、原因が胃ではなく腸にあることが自覚できました。下痢などのすぐにわかる症状ではなく、皮膚にぶつぶつができたりするような体の不調は、一日置いた二日後くらいに現れることが多かったので、このような自分の体調を知るのに、食事日記はとても役立ちました。

食事日記を一年半続けて自分の体調がわかるようになってからは、今度は元気回復のためには、「これはだめ」「あれはだめ」と神経質になることで食事の楽しみが奪われないよう、友人との楽しい食事が気を使わせるつらい時間にならないよう、食事日記をやめました。そうして少しずつ食べられるものを増やし、おおらかに向き合うようにしています。

食事ができないときは確認を取ってから飴やガムを

入院中、手術の部位によっては、みんなの食事時間に自分だけは食べることができない、ということがままあります。また、食事の量が足りず、いつも空腹という場合もあるでしょう。私は大食いタイプではないので、食べられない期間はかなり長かったものの、あまり気にならず、食事の量が足りないからほかに何か食べたいと思ったこともほとんどありませんでした。しかしなかには、こういう期間がつらくて仕方がない、という人もいるようです。

私は、まだ食事ができないとき、お見舞いの友人が「榮太樓の板飴」を持ってきてくれました。食べてよいかわからず、医師に確認を取るとOKが出たので、みんなの食事中に飴を舐《な》めながら、本を読んで過ごしていました。

何も食べられないのに、においだけが漂ってくるというのは、あまり愉快なものではありませんので、必ず医師に確認を取って、飴玉がOKなら、ぜひ試してください。飴の甘みは、小腹が空いたときにも気晴らしになると思います。しかし、大きなものや、溶けにくいものはのどを詰まらせる可能性もあって危険なので、注意が必要でしょう。この板飴は、小さく折って食べられ、口に入れるとすぐに溶けるので、寝ていてのどに詰まる心配が少なく、比較的安心でした。手術の状態により、飴やガムを口に入れる許可が下りる場合と下りない場合があるので、必ず許可を得たうえで、試してください。

食事ができるようになったら腰掛けて食べる

これは主治医の先生に言われたことですが、少しでも早い機能回復のために、食事のときの姿勢は、健康なときと同じく縦の姿勢を維持するようにしたほうがいいそうです。体調に無理がないことを確認してからですが、ベッドに寝そべったり、上半身だけを起こして食事をするのではなく、足をベッドから下ろし、腰掛けた姿勢で食事をするようにしましょう。

私も、まだスプーンでおもゆを一、二杯舐めることしか許されていない時期から、「縦の姿勢」は実行していました。

食べてすぐに寝ない

食事の後一時間くらいは上半身を起こしておいたほうが消化のためによく、気持ち悪さを引き起こす予防にもなります。ベッドをリクライニングで起こして本を読んだり、テレビを見たり、少しの間でも体を起こしておくようにしましょう。

お見舞客との付き合い方

入院中のお見舞いはうれしいものですが、その反面、気分が悪かったり、つらいときには早く帰ってほしいと思うこともあります。しかし、せっかく見舞ってくれた人に、「もう帰って」とは言い出せないものです。こんなときには、「ちょっと休みます」と言って寝るのが一番だと思います。横になって、寝たふりをしましょう。

意外と前向きになる入院中は眠れぬ夜も有効に

体を動かす機会が極端に減る入院中は、夜、目が冴えてしまうときがあります。催眠効果のあるラベンダーやカモミールの香りの助けを借りるのも手ですが、それでも眠れないなら、思い切って無理して眠るのをやめてみましょう。一日中ベッドはあり、いつだって眠れるのですから、眠くなったら昼間に寝てしまえばいいのです。入院中は夜だから寝なくてはいけないなんて細かいことは気にせず、いつだって寝られる！という思いで過ごすほうが、気が楽です。もちろん、昼間も眠れない、不安でいっぱい、という場合は無理をせず、看護師さんに相談して、薬を出してもらうのが得策ですが。

私は普段から、夜寝る前のひとときに一日を思い返したり、考えをまとめたりすると、すごくいいアイデアが浮かんできて、ベッドサイドに置いておくものとしてノートとペンは欠かせません。これは入院中も同様で、みんなが寝静まった後の時間は、想像力を働かせるのに最適でした。静かな夜に考え事をしたり、元気になったら何をしようかな、と考えにふけっていたのですが、入院中なのに、こんなふうに前向きに考えられるのは、自分でも意外でした。

ほかの手術を経験しているがん患者さんも話していましたが、入院中は周りもみんな病人です。自分だけじゃない、みんながんばっているという気持ちや連帯感が強く働きます。また、外科手術の後は、少しずつ食事ができるようになったり、チューブが外れたり、体を起こすコツがわかったりと、自分でも毎日快復していくのがわかり、思いのほか前向きになりやすいのです。この気持ちを退院後に持続するのは非常に難しいのですが、せっかく前向きになれるこの機会は有効に使い、やりたいことや夢などをメモしておくと、後々の落ち込んだときの励みになると思います。

3

退院後の治療、主治医との向き合い方

さあ、退院です。

実はここからが、本当の、病気と向き合う時間がスタートするとも言えます。手術が終わったら「はい、終わり！」とならないのが、この病気の厄介《やっかい》なところです。がんとの長い付き合いが始まるのです。

再発や転移を最小限に抑えるためにも、たとえ治療がなくとも、定期的な検査のために病院へ行かねばなりません。そして、病院や主治医たちとも良い関係を続けていかなくてはなりません。

自分のことを嫌いにならず、やけを起こさず、病気と向き合っていく必要のある持久戦を乗り切るには、忍耐力が必要です。

退院前後に放射線治療や抗がん剤治療などの治療が必要な場合はなおさらですが、働きながらがん治療をする場合、病気についてだけでなく仕事についても考えないといけない事柄がたくさん生じるはずです。ですから、自分との向き合い方がわからなくなる場面にも、たびたび直面するでしょう。

治療法はさまざまであり、手術をせず放射線治療だけおこなう人もいるでしょうし、乳がんによくあるケースのように、手術・退院後に毎日放射線治療に通う場合もあるでしょう。また、抗がん剤治療を手術前にする場合、手術後に開始する場合など、時期の違いもいろいろあります。私の場合は、一度目は術後の治療なし、転移後は手術の前にも後にも抗がん剤治療をおこないました。

個々のケースに対応した説明は難しく、治療法も日進月歩で変化しているので、ここでは主に退院後の通院、治療中に役立つと私が考えるヒントを挙げていきます。入院中の、時間のあるときからぜひ知っておいてもらいたい話でもあります。

まずは割り切りから

体調の変化や具合の悪さ、今後の治療法などについて、診察のときに尋ねたいこと、わからないことはたくさんありますが、どう尋ねたらいいのか、何を尋ねたらいいのか、本当にわからないことだらけです。いったい今の自分はどういう状態なのかさえわからず、医師が言っていることもさっぱりわからないという人もいるでしょう。私が実践した方法のいくつかを紹介します。

私も最初は、医者と向き合う、話を聞くということが怖くてたまりませんでした。病状の説明や手術の説明、術後のことなど、聞けば聞くほど、怖いことばかりだったのです。何でこんなに怖がらせるのだろうかと、先生を嫌いになりそうでした。でも、医者とは、最悪の事態を前提に話すもの、と割り切ることにしました。いいことばかり言って、その後にがっくりするより、最悪の事態を聞いておいて、そうならずに済んだときの喜びのほうが何倍も大きいものだと、考えを変えてみるのです。

医者も怖がらせているのではなく、患者に覚悟させているのだ、後でご褒美があるくらいの気持ちで聞く余裕が患者にあればいいのだと思えば、少しは落ち着いて聞くことができると思います。

聞くことに集中する

あなたが医師や看護師、薬剤師の資格を持っている人ならば別として、ほとんどの人は医療の素人です。初めて聞く治療や薬の名前をすんなり理解することができないのが当たり前です。

お医者様たちが言っていることが最初は頭に入らなくても、焦る必要はありません。自分に得意な方法で覚えていけばいいのです。

薬であれば、「お薬手帳」に薬の名前をつけてもらい、後で見返して覚えればいいし、治療法の名前は聞いたものを書き留めておけばいいだけです。

私は、診察中は極力メモを取らないようにしましたが、それは聞くこと、会話をしてその場でわからないことを質問することに集中したかったからです。メモを取っていると、質問のタイミングを逃してしまうので、その場で覚えた内容を、後で、復習のつもりで思い返して書いてまとめ、頭を整理しました。でも、これは私のスタイルです。覚えるよりも書くほうが得意な人は、その場でメモを取りながら、わからないものは問い直すなど、自分のやりやすい方法でいいのです。

「簡潔に完結させて」伝える

簡潔で完結、がポイントです。

質問があるときは、事前にまとめておくと慌てません。

その場ですぐに質問をしなくても、次回の診察のときには聞こう、というくらいの気持ちで、まとめておけばいいのです。

私の知り合いは、話すのが苦手で、医者の前では緊張して話せなくなってしまうそうです。そこで、診察の前日までに質問事項をメモしてまとめ、診察の際にその書いたものを先生に渡してしまいます。そうすれば、確実に自分の質問や悩みを余すところなく伝えることができるので、とても楽になったと言っていました。

確かに、話すのが苦手な人はたくさんいます。

普段、講演活動などを通して、一般の方たちを前に話し、伝えることを生業とする私から言えるヒントは、文は短くし、必ず文末を「、」でなく「。」で終わらせることです。

話を相手に伝わりにくくする一番の原因は、文章が長く、しかも終わりがないことにあります。だらだら会話を続ける人の話を聞いていると、「〜でぇ〜、それでぇ〜」とどこまでも「、」でつながり、終わりが見えないのです。終わりがなければ、質問のポイントが曖昧になり、相手には何を言いたいのか、尋ねたいのかがわからなくなってしまいます。

ですから、聞きたいことは短い一文にまとめ、一つの文の中に聞きたいことを二つ入れないようにしましょう。まず、一つ目はこれ、次にこれ、というふうに、一つの質問を完結させて次へ移るというシンプルな形にまとめておくだけで、相手への伝わり方はまったく違ってきます。

「今飲んでいる薬だとお腹が痛くなるかもしれなくて、でも違うのを飲んでもいいのか、やめてもいいのかわからないし、新しいのを飲むと、また別の副作用が出るかもしれないし、あっ、でも続けたほうがいいように思うし〜」

と言うより、

「今飲んでいる薬はお腹が痛くなるのですが、ほかの薬に変えられますか？」

「新しい薬の副作用はどんなものですか？」

と聞いたほうが、質問の目的がはっきりし、相手も答えやすくなります。

とにかく、まずは文章を短く簡潔にし、完結形にすることから始めてみてください。

なるべく具体的に表現する

伝えることを職業としている私も、症状や体調を言葉で伝えるのは本当に難しいなあ、と思うことがあります。

後で考えれば笑い話になりますが、相手に話が通じないというのは、不安な気持ちにさせられるものです。私の失敗は、最初の抗がん剤を使い始めたころ、下腹部に重石《おもし》を載せられたような鈍痛を感じていたので、担当医に「下腹部に〝どーんとした〟痛みがあります」と言ったことでした。ところが「〝どーんとした〟ってどんな痛み？」と聞き返されてしまったのです。しかしこの表現は、おそらく女性ならよく使うはずです。生理のときに起こる、あのなんとも言えない鈍い重い痛みのような感じを表現したかったのですが、男性には通じないことが多いようです。

ためしに何人もの人に「下腹部の〝どーんとした〟重い痛みってわかる？」と聞いてみたところ、女性は九〇％以上の人から「わかる！」と答えてもらえたのですが、男性の反応はほとんど「？」でした。

ある男性は、「殴られたような痛みのこと？」と、まったく違う感覚にとらえていました。ほかの言葉では伝えようのない痛みだと思ったのですが、女性特有の痛みの表現だったようです。やはり、万人が共感するわかりやすい表現を使うというのは、話すことに慣れていても難しいものだとつくづく感じます。〝どーんと〟ではなく、「下腹に重石があるような」とか、「砂袋を抱えているような鈍い痛み」というように、具体的な表現ができれば伝わりやすいと思います。

予習より復習が大事

がんに関する情報は、あふれるほど世の中に出回っています。ネット検索を始めたらきりがありません。なかには、何年も前の記事や怪しいものもたくさんあります。何か情報を得たいのであれば、とにかく新しいもの、また確実な情報源を探す必要があります。新しい治療法などの知識を得ることはとても大事なことですが、それは、まだ日本では認可されていない治療法かもしれないし、研究論文として発表されたばかりのものかもしれません。素人の私たち患者が、ほんの聞きかじり、読みかじりの最新情報で、知ったつもりになるのは、大きな間違いの元だと思います。中途半端な知識ほど、自分を悩ませ、医者を困らせるものはありません。

難しい予習をするよりも、今、自分のおこなっている治療を復習して理解しておくほうが、役に立つように思います。とくに重要だと感じるのは、自分が受けている治療法の名前や使っている薬の名前、また、どの薬が何の治療のための薬なのかを覚えておくということです。

薬の名前はややこしく、聞きなれないカタカナ語ばかりで、それらを覚える作業は学校の試験勉強と同じだと思っています。私は、まさしく学校の授業後の復習だと思い、診察後の復習を大事にしました。

先ごろの震災でも、薬を津波で流されてしまい、飲んでいる薬がほしくても名前がわからない、という人がたくさんいました。たとえば、血圧の薬を一つとってもたくさんの種類があり、その人の症状や体質に合わせて処方されていますが、「血圧の薬、白くて小さいの」という曖昧な記憶しかないと、薬が特定できません。間違って処方されれば、せっかく治すための薬で体調を崩しかねません。

抗がん剤治療をしていると、用量と回数をきちんと守って飲む薬以外に、下痢がひどいとき、吐き気があるときなど、個人の副作用に合わせて、自分で調整して飲む薬も処方されます。

今、自分が何の薬をどれくらい持っているのかを把握していれば、主治医にも「この薬がもうないので出してほしい」とか「たくさんあるのでいらない」と伝えることもできます。まずは、予習より、復習が肝心です。

治療法の選択は自分にとっての最優先事項を基準に

手術後の治療法については、いくつかの選択肢の中からどれを選ぶか、自分で選択する必要のある場面が生じるでしょう。私自身もこれまでに何度か、そのような場面を経験しました。たとえば、二度目の手術の後で今後の治療計画を説明されたときは、次のような選択肢がありました。

・抗がん剤治療をおこなわない
・抗がん剤治療をおこなう
・おこなうとしたら、どのような抗がん剤治療をおこなうか私からも、主治医に思いつく限りの質問をぶつけました。薬にはどんな副作用があるのか、日常生活に支障はあるのか、仕事はできるか、などなどです。しかしこのときには、治療費に関する質問は思いつきませんでした。二度目の手術以前にも私は経口投与の抗がん剤治療をしていて、そのときは三週ごとの支払いが約三万円でしたが、支払えない額ではなかったため、この先の抗がん剤治療についても費用のことがとくに気にならなかったのです。しかし、このとき選んだ治療法は点滴による抗がん剤と経口投与を組み合わせたもので、実際には、三週間ごとに七万円ほどもかかりました。最初の支払いのときは、本当に驚きました（現在は、高額医療費の限度額認定証が通院にも使えます）。

私がこのとき、費用を念頭に置かずこの治療法を選んだきっかけの一つは、主治医に「この治療法は自分やこの病院のオリジナルではなく、今の世界のスタンダードの治療法だ」と説明されたことにありました。スタンダード治療だということは、何か困ることがあったとき、ツイッターでつぶやいたら誰かが助けてくれるかな、年末年始でも英語でつぶやけば世界中の誰かが対策を教えてくれるかな、とふと頭に浮かんで、これなら大丈夫かも、と思ったのです。今考えれば、なんとお気楽な思考かと思いますが、深刻なときほど意外とこんなものではないか、と思います。

しかし、この二度目の抗がん剤治療でかかった費用が——高額医療費の限度を超えた分は戻ってくるとはいえ——、家計に影響を及ぼす大変な額だったことは間違いありません。抗がん剤治療により仕事を休まざるを得ない場合、収入がないのに毎回高額の費用がかかるというのは、日々刻々と貯金を減らしていくことですから、私にとっては本当に怖いことでした。この治療法を選択することにより、この治療期間に仕事はできないことがわかっていたので、最初の支払い後は、このまま一年この治療法を続けていいのだろうかと悩んだこともありました。

今でも、正しい答えが何かはわかりません。私の場合はただ、「何のためにこれまで一生懸命働き、きちんと貯金をしてきたの?」と自分に何度も問いかけました。答えは「何かあったときに困らないため」でした。もちろん、その「何かあったとき」は老後を指すだろうと漠然と考えていましたが、ここで考えを切り替えました。「何かあったとき」は今かな、と思うことにしたのです。

そもそも、自分の老後を具体的にイメージできないのに、わからない将来に備えるくらいなら、大切な今のためにその貯金を使おう! と考えました。しかも、もし私に老後があるのなら、それはおそらく病気から快復していて生きているからであるはずです。だったら、これからまた蓄えてみせようじゃないの、と思えるようになるまでに、何ヵ月もかかったのは事実ですが。

実際には、治療を受けたくても、貯金もないため経済的にかなわないという人もいるでしょう。ですから、自分にとって最も優先すべき問題について医師に質問をして、自分にとってベストな治療法を選択したいものです。

あなたにとって、今重要なことはなんでしょうか？

仕事を続けられること？

まずは体を治すこと？

家計のためにできるだけ治療費を抑えること？

後悔しない治療を受けるために、国の制度が利用できるかどうか、生活保護で医療費の一部を補える制度が使えるかなどについても、調べておくといいでしょう。

便利なサービス「がん制度ドック　http://www.ganseido.com/」は、患者、家族、医療従事者が無料で使えるウェブサービスです。経済的に悩むがん患者が使うことのできる、公的、民間の医療保険制度を検索できます。申請方法なども詳しく調べることができるので、自分でも使える制度がないか、検索してみることをお勧めします。

セカンドオピニオン

治療方針や治療法の選択に悩んだら、セカンドオピニオンを求める、という方法もあります。

ほかの病院ではどのような治療を勧められるか、今の治療についてどう思うか、ほかの医師に尋ねることができます。大きな大学病院では、ほとんどどこでもセカンドオピニオンを受け付けてくれます。

とはいえ、セカンドオピニオンは患者に大いに役立つ良い方法であるいっぽう、自分が納得する答えが得られるまで、結果的にいくつもの病院を転々としてしまうケースや、別の方法を勧められてさらに悩んでしまう場合も生じます。

また、保険外診療であるため、セカンドオピニオンには万単位の費用がかかることも忘れてはいけません。

支払い時はクレジットカードを持っていく

通常の診察とは違い、がんの化学療法はびっくりするほど高額がかかる場合があります。病院や薬局の会計でお財布に現金がない、と慌てないために、支払いにはクレジットカードを持参することをお勧めします。

大概の病院では、カードが使えるはずです。

また、支払いが難しい場合は早めに相談窓口で支払いについての方法を相談しておきましょう。金の切れ目が治療の切れ目にならないよう、最善の方策を早めに取ることが大切です（一章でも触れましたが、高額医療費の限度額認定証の手続きをしておけば、通院にも適用されます）。

4

通院・外出時の
ヒント

退院後には、入院時にはしなくて済んだ日常の諸事項をしなくてはいけなくなります。家事でいえば、掃除には少々目をつぶることができても、働く女性にとって食事や洗濯はやはり無視できません。とくに大事なのは食事です。家族と暮らしている人でも、家族は職場に学校にと、いつもと変わらない日常を過ごしているため、家にいる自分に何かできることはないかと気が焦るはずです。しかし意外と、思い通りに動けない事実に驚くかもしれません。

闘病中は、キッチンで長く立っていることがつらい、リクライニングのないベッドで起き上がることが大変、など、それまでには経験したことのないいろいろなことに気づかされます。しかし、家の中に籠《こも》ってばかりもいられません。快適に過ごせるように準備をして、お出かけしてみましょう。

お出かけの際の必需品

抗がん剤治療をしている場合には、下痢や口内炎、皮膚障害などが出る場合が多いのですが、お出かけで困るのは、やはり下痢や吐き気でしょう。

しかし、これらを恐れて家の中にばかりいては、どんどん引きこもってしまいます。

体調が許すならば、準備を整えて外出することをお勧めします。通勤時間のように街中が人で混み合う時間帯をずらし、昼間の空いている時間帯に出かけることで少しずつ体を慣らし、自信をつけていくといいでしょう。

移動の途中で具合が悪くなって電車を降りたり、車を止めたりすることも考え、時間には余裕を持って出かけます。普通の持ち物に加え、次のものも持ち歩くと便利です。

マスク

感染予防のマスクは、乾燥の季節にはとくに必需品です。

ビニール袋

気持ちが悪いときだけでなく、マスクを入れたり、薬のごみを入れたりすることができ、お守りを持つみたいに安心できます。透けないものがお勧めです。

トイレマップ

出かける場所がわかっているなら、駅や付近のトイレの場所をネットで調べておきましょう。これは知っていると知らないとでは心の持ちようが全然違います。

電車で出かけるときには、事前に調べておきましょう。車でのお出かけの場合は、一般道には沿道にコンビニがたくさんあるので、それを利用すればいいと思うとかなり気楽に出かけられます。カーナビで、コンビニはすぐに見つけられるので、安心です。

ウエットティッシュやアルコール除菌された品物

手洗いができないときの必需品です。

吐き気止めや下痢止めの薬

持っているだけで安心します。

ストールやカーディガンなど

温度調節のできるもの、冬ならば使い捨てカイロもいいでしょう。温めるだけで、体調がよくなる場合もあります。

手袋

冬場はもちろん、夏場でも冷房で体に痛みが生じるときがあるので、シルクや綿のものがあると便利です。

生理用ナプキン

抗がん剤治療中はホルモンバランスが崩れやすく、不正出血などが起こるときもあります。念のために用意をしておくと安心です。

寒いスーパーマーケットは注意が必要

私が退院後の外出で一番つらかったのが、食事のための買い物でした。スーパーマーケットがこんなにも寒いとは……。この事実はまったくの盲点でした。スーパーに買い物に行き、何度具合が悪くなったことでしょう。生鮮食品が並べてあったり、冷凍、冷蔵食品が陳列されたケース付近は、とくに冷気が体にこたえて、途端に体調が悪くなります。

外気との温度差が大きい季節だけでなく、一年中、注意が必要です。手術跡が痛くなったり、寒けがしたり、私はよくめまいに襲われて気持ちが悪くなり、途中で買い物をやめて、車で休むこともしばしばありました。

大型のショッピングセンターやデパートには休憩用の椅子が設けられていることも多いのですが、スーパー内はひとまず買い物を済ませない限り、休む場所は大概ありません。

比較的温度の高い、乾物やお菓子のコーナーにいったん退避しても、なかなか体調快復は望めません。スーパーに何度も足を運ぶのはつらいので、まとめ買いをしようと意気込みたいところですが、ここはやはりネットスーパーや生協などをうまく利用するのが、私のお勧めです。

また、スーパーに行くときは、温かい格好で、とくにお腹周りを冷やさないように腹巻きをしたり、羽織るものを必ず持参するようにしましょう。

戻ったら必ず手洗いとうがいを

これは当たり前のことともいえますが、外出先から帰った後の手洗いとうがいは、きちんと習慣づけたいものです。

うがい薬は常備して、お出かけから戻ったらすぐにうがいをするよう心がけるといいでしょう。とくに、抗がん剤治療が原因で免疫力が落ちたり、口内炎ができやすくなったときの対策としても役立ちます。

私はイソジン・ガーグル（商品名）を使っていますが、殺菌作用が強いので、薄めたうがい薬でガラガラとうがいした後に、うがい薬の入っていない普通のお水で口の中のうがい薬を洗い流すように、最後に丁寧にもう一度うがいをします。粘膜が弱り、刺激に敏感になっている口内には、この最後のひとうがいがとても大切だと感じます。

臨機応変な対応を考えておく

抗がん剤の休薬期間で体調のいいときなど、満を持して外出したときに限って、突然のトラブルが起こることもあります。以下にいくつか、私の例を挙げます。

抗がん剤治療で通院中に

点滴による抗がん剤治療を受けていたときのことです。私が受けていたゼロックス療法には、手足を冷やすと猛烈な痛みに襲われる副作用がありました。冬場、点滴をした後はコート、マフラー、手袋、マスクなどを着けて少しでも風を防いで急いで車に乗り込み、帰宅していました。

それでも家に戻るころには手指や足がつることが多く、急いで体を温める必要がありました。あるときは、家に入るなり、両手足の指がつってしまい、どうにも動けませんでした。何とか這《は》いながらヒーターの前に行き、一時間ほど体を温め、やっと動き出せたというほどでした。出かける前に部屋を暖めておかなかったらと思うと、ゾッとします。

一人暮らしの人なら、玄関に防寒用のスリッパを用意し、エアコンのタイマー機能を使うなどして部屋をあらかじめ暖めておく工夫が必要になります。こういうことは、副作用の説明を先に受けていてもなかなかわからないものですから、自分なりの対策や応用が必要になってきます。

気分良く出かけたつもりが

比較的体調がいい休薬中に、久しぶりに友人と浅草に出かけたときのことです。体力にも余裕があり、楽しい気分で歩いていたのですが、途中から足の裏に妙な痛みを感じました。どうにも痛くて、帰るころには歩けないほどの痛みに変わり、駅からはタクシーを使わざるを得なくなってしまいました。

家に帰ってみると、足裏全体が腫《は》れ上がり、やけどで水ぶくれができたような状態でした。その後、足の裏全体の皮がべろりと剝《は》がれるほどでしたが、これも抗がん剤の副作用による手足症候群（hand-foot syndrome）のせいでした。普段から保湿をして、こうなることを防いでいたにもかかわらず、運動による体重の負荷と冷えが原因で発症させてしまったのです。

このときは気分転換と運動を目的とした外出でしたが、しばらくは歩くこともできず、その後は、ウォーキングもできなくなるという残念な事態に陥りました。それからは、ゆるめのサイズの靴にムートンの中敷きを入れることで、痛みの緩和と冷え対策をして対応しました。外出には、時間の余裕を持つだけでなく、さまざまな臨機応変な対応を心得ておくことと、お財布には最低でもタクシー代を用意しておく必要を感じました。

5

外見の力!
——おしゃれのヒント

治療をしながら仕事を続ける女性にとっては、通院時や通勤時の外見が発揮する力も大切になってきます。自分の心を安定させるためにも、おしゃれを工夫して楽しみたいものです。

冷え対策は首と名のつくところから

体を冷やさないことは、体調管理だけでなく、心を温めることにもつながり、治療中にはとても重要なことです。体は、手先や足先の冷えを敏感に感じ取りますが、実は手先や足先が冷えても、全身に冷えが広がるわけではありません。全身が冷えてしまう原因は、開いた襟元や手首、足首から入る冷たい空気によって、血管が収縮したり、背中やお腹が冷えてしまうことにあります。

こうした冷えは体の芯からの冷えなので、すぐには温まらず、肩こりや関節痛、腹痛のほか、風邪などによるさまざまな痛みにもつながります。これに対処するために、まず襟元にスカーフやストールを巻いたり、タートルネックの服を着ることが有効です。足は足首まであるレギンスやトレンカ、レッグウォーマーを利用すると便利でしょう。

また、開いた袖口などから入った冷たい空気が全身に流れないようにするために、ベルトや腹巻きを使い、お腹周りで冷気を止めるようにするのも、温かさを保つための方法です。女性はとくに、一年中、体を冷やさないよう心がける必要があると思います。

やせてサイズが変わってもファッションの工夫はできる

病気になって太ってしまったという場合に、サイズが小さくて着られなくなった服を着ようとするのは難しいことですが、やせてしまったときには、今持っている服を工夫しておしゃれに着こなすことができます。

私は、最初の手術の後から最初の抗がん剤が始まるときにかけて、それ以前から七キロほどやせてしまいました。周りの人からはあまり気づかれなかったのですが、実は自分なりにいろいろな工夫を凝らして、着こなしていました。そこで、私なりの簡単にできる着こなしのアイデアを紹介します。

ゆるいウエスト周りにはゴムベルトを

ゆるくなったパンツ類をはくときや、手術の傷跡が痛いときにも大活躍したのが、ゴムベルトです。フェリシモやベルメゾンなど通販で人気のある、バックルのないベルト通しを利用して留めるタイプのゴムベルトは、お腹に食い込まず、とても便利です。

私が買ったころと違い、今はカラーもたくさんあるので、選びやすくなっています。チュニック丈のトップスやワンピースは、すとんと着るのが、一見体型のごまかしに一番いいように思いますが、それは間違いです。服の中で体が泳いで緩さが強調されると、かえってやせが強調されるからです。ベルトを使ってブラウジングさせたり、ベルトを緩めに留め、切り替えを作って見せるなどの工夫をすると、綺麗に着こなせます。

首周りにはネックレスやスカーフをうまく使って

体に対して、だぼだぼ、ゆるゆるの大きな服を着ると、対比のせいで実際以上にやせて見えますが、とくに広く開いた首周りや広い袖から骨ばった細い首や腕が出ていると、余計にやせた印象を与えます。

襟の開きが少し大きな程度なら、ネックレスをして目をごまかすことができます。

私は、シンプルすぎる服には綺麗なリボンレースを襟元に縫い付けてアクセントにしたり、アイロンでつけられるラインストーンをポイントにつけて、目線を飛ばしたりしました。

広く開くことで骨が目立ったり、筋張って見えるほど首周りが広く開いている服の場合は、ブローチをうまく使って少し襟の開きをつまむように留めてドレープを寄せるのも効果的です。器用な人なら、縫いつめるように何本かタックを作るのもいいでしょう。

最も目隠しになり、おしゃれに見えるのはスカーフです。柄のある服に柄のスカーフを合わせると、いかにも「とりあえず」対処したように見えるので、柄×柄は絶対に避け、必ずどちらかを無地にしましょう。ハンカチもスカーフ代わりに使えますが、色の薄いものや色あせたものではなく、あざやかな色のほうがスカーフっぽく、おしゃれに見えます。難しい使い方をしようとせず、シンプルに折りたたんで首にくるりと巻き、真結びをするのが、意外と効果的です。後述の黒や紺などの収縮色のものばかりを持っている場合は、無地のTシャツやセーターを選び、あざやかな柄物の小さめのスカーフを首にきりりと結べば、首周りをごまかせるだけでなく、顔色の悪さから目を遠ざけ、とても印象的なおしゃれができます。

パステル色の上着を羽織る

ほかには、カーディガンなどを羽織る重ね着も有効です。この場合は、暖色系の色で少し進出、膨張させる効果を使います。赤、黄、オレンジなどの暖色系は、進出色といって少し前に出ているように大きく見える効果があるのです。

女性なら、やせて見せるには黒！　と、収縮色が持つ効果についてはご存知の人が多いでしょう。黒や濃いグレー、濃紺などの色は実際よりも少し小さく見せる効果があるので、これらを使うと余計にやせて小さく見えてしまいます。ですから収縮色は避け、逆に膨張色となる白や薄いピンク、クリーム色など明るいパステル系の色でふっくらと見せるようにします。内側に着る色が黒やグレーでも、暖色系やパステル系の上着を羽織るだけで、ふんわりやさしい印象を作れます。

これらの色は、やせた体型をごまかすだけでなく、下からライトを当てたように明るく健康的な印象を与えますし、自分の気持ちも明るくしてくれます。

カツラはアフターケアのあるものを選んで

抗がん剤治療というと、まず、髪の毛が抜けると思う人が多いのですが、治療に使われる抗がん剤にはたくさんの種類があり、すべての薬が髪の毛に影響を与えるわけではありません。しかし、脱毛してしまう薬があるのも事実です。

私の治療に使った抗がん剤は髪への影響がなかったため、実体験を書くことはできませんが、女性にとっては覚悟が必要で、とてもつらいものです。私の身近で乳がんを経験した友人や姉（私のあとにがんに罹患）の体験談を参考にして、ここでは良いカツラ選びについてご紹介します。

実際に経験していない人からすると、髪が抜けてしまったらカツラを使えばいいじゃないか、とすぐに考えるかもしれませんが、現実はそう簡単なものではありません。

街では、女性用のウィッグがたくさん売られています。気軽に、帽子のような感覚で楽しんでいる若い人たちもいます。それらの、値段も手頃なウィッグは、ほとんどがおしゃれ用カツラであり、簡単にパチンと自分の髪に留めるだけのタイプです。副作用で脱毛した人には留める髪がないため、それらのタイプのものを使うことができません。

動いたり運動してもずれず、蒸れないような使い勝手のいい医療用の高品質のものは、一般的に高額です。そして、実際に髪が抜け落ちる前に、いくら医師や周囲の人から「カツラの用意をしておくといいですよ」と言われても、使い勝手まではなかなか想像できないでしょう。

現実には、高額なカツラを避けて、街の美容院でもう少し低額のものを選んだものの、結局ずれが気になって使えなかったという話も聞きます。また、皮膚が過敏になって痒みが生じたり、夏場は暑さのあまり使えないなど、人によってさまざまな着け心地の悪さを感じることもあるようです。

そのため、コットン素材などのケア帽子や、バンダナなどを利用する人も多いのが実情です。

また、おしゃれカツラはアフターケアができないことが多いので、どんなカツラを選ぶにせよ、アフターケアがなされ、相談に応じてくれる品物や店を選ぶことが重要です。

しかし、一度は使おうと思っても実際には購入しない人が多い一番の理由は、価格と期間の問題でしょう。がん治療には高額の治療費がかかるうえに、ほとんどの女性は抗がん剤を中止すれば髪の毛が生えてくるので、カツラを使う期間は限定されます。そのため、短い期間のためにわざわざ買うことをためらうわけです。

今では大手流通会社も参入して、低価格の医療用カツラや一日単位のレンタルをしてくれるＮＰＯ法人などもあります。レンタルなどの情報はネット検索でも探すことができるので、おしゃれを諦めず、ネットを有効に利用したり、病院で相談してみるといいでしょう。

＊夏目雅子ひまわり基金では、電話やメールで相談すると、混み具合にもよると思いますが、無料でカツラを貸し出してくれます。詳細は同ＨＰなどでご確認ください。

＊医療用ウィッグは高価なものばかりでなく、三万円前後のものも多くあります。また、ウィッグ購入のための補助金制度を導入している地方自治体もありますので、自分の地域にあるかどうか調べてから購入するといいでしょう。

いっぽう、カツラには頼らず、スカーフを利用してエスニックなおしゃれを上手に取り入れている素敵な女性もたくさんいます。私の姉も経験者ですが、毎日鏡の前で、スカーフやバンダナの巻き方を練習して、おしゃれに見えるように工夫していました。髪の毛が生えてきてからも、「短い髪の毛がつんつんと立っているベリーショートの髪型もハイセンスな人みたいだ」「普段着るものの趣味もそれに合わせて変え、新しいおしゃれに挑戦できる」と言って、前向きにとらえていました。自分の姉ながらすごいなあと、その姿に感心したものです。

手は保湿、爪はネイルでケア

多くの抗がん剤治療は、皮膚や爪にダメージを与えます。湿疹《しっしん》ができたり皮がめくれたり、爪のヒビや割れに悩まされます。これは、治療前から保湿のローションやクリームを処方してもらい、一日に何度も塗って保湿を心がけて備えておくことが必要ですが、長い治療では、保湿だけでは補いきれません。

爪は、マニキュアである程度保護することができますが、除光液で爪が乾燥し、症状が悪化することもあります。また、あの独特の刺激臭が、気分が悪くなる原因になることがあります。

私のお勧めは、リップクリーム感覚で使えて、自然に落ち、落としたい場合は家庭用の消毒用エタノールで落とせるマニキュアタイプのやさしい素材のネイルです。

有名なものは、天然素材を用いた京都の上羽絵惣《うえばえそう》の胡粉《ごふん》ネイル（http://www.gofun-nail.com/）です。

すぐに剝がれてしまうことは否めませんが、一般のネイルのようなマニキュア臭もせず、いかにも剝がれた、という剝がれ方をしません。ホタテの貝殻を原料としているので、比較的安全に使えるのも特徴です。私自身も爪が欠け、二枚爪になって剝がれる、薄くなって折れる、深い縦じわが入る……など、脆《もろ》くなった爪に悩まされ続けました。しかし保護のためにこのネイルを塗るようになってから、引っかかりが減ったり、艶《つや》がよく見えるようになり、助けられています。

色については、爪が脆いうちは丈夫なときより爪先がギザギザになって剝がれやすく、マニキュア自体ののりも悪いので、濃い色は避けたほうがいいでしょう。

濃い色めは、色が落ちてきたときに目立ち、くすんだ皮膚と組み合わさると気分も落ち込みます。色が落ちてきたときも気にならず、艶よく見せる透明、乳白色、血色をよく見せるさくら貝のような色、ピンクベージュなどの色がお勧めです。ちょっとしたお出かけが可能な体調のよいときには、はっきりした赤やピンク、オレンジも気分転換にはなるでしょう。

白っぽいパールやラメ感の強いものは肌を黒く不健康に見せるので、気をつけてください。また、青や黄緑、黒など血色の延長線上とかけ離れた色は、手を綺麗には見せてくれません。ですから治療中はお勧めしません。

＊前記のメーカーに限らず、植物オイルを含んだ、保湿重視のネイルはさまざま市販されているので、それぞれにお試しください。

ナチュラルメイクの工夫いろいろ

マニキュア同様、「簡単に落とせる」がメイクにおいてもキーワードです。通勤やお出かけ時にも、顔色をよく見せ、自分で鏡を見たときに綺麗に見えることが、女性にとって大切です。以下を参考に、ナチュラルメイクを心がけてください。

通常の洗顔で落とせて、肌への負担も少なく、また具合の悪いときには最悪そのまま落とさず寝られるというのが重要です。お勧めは以下の五つのメイク用品です。

ミネラルパウダー

白粉のように、ブラシやパフでつけられて、ファンデーション同様のカバー効果があります。天然のミネラル成分一〇〇%のものを選ぶようにすれば、通常の石鹸による洗顔でも落とせますし、肌の負担にもなりにくいです。自分の肌より白いものを選ぶと顔色が悪く見えるので、肌に近い色か、白よりも若干日焼けした肌色のほうがお勧めです。ベアミネラルやメイベリンなどで、手に入りやすいものがたくさん売られています。下地と一緒になったBBタイプのものも、手軽で便利です。

また、抗がん剤治療中は紫外線でしみができやすくもなるので、パウダーは紫外線からの保護にも使えます。

ほお紅

できればこれもミネラルパウダーがお勧めですが、普通のパウダー状のものでも大丈夫です。顔色の悪さを軽減するには、ほお紅は最適です。大きめのブラシで、さっとひとはけ入れるだけでも、顔全体が明るくなり、気分も変わります。見た目の印象にも大きく影響するので、ニコッと笑った顔を作って、ほおの一番高い所にほんのりのせます。

ミネラルパウダーや日焼け止めだけを顔に塗っていると血色が悪く見えるので、チークも合わせて使いましょう。

色つきリップクリーム

口紅よりも色つきのリップクリームが便利です。皮膚が弱っているときは、唇の皮も剝《む》けやすく、口紅で唇の皮膚が荒れてしまうと、ただでさえ口内炎や吐き気で落ちている食欲にさらに影響してしまいます。蜜蠟《みつろう》などを主成分にした天然素材の色つきリップを選ぶと、安心です。

色は、ベージュや薄いピンクではなく、赤やピンク、オレンジなどの色みが感じられ、血色をよく見せるものを選ぶことがポイントです。口の赤みのフォーカスポイントがあると、顔色の悪さや黄疸《おうだん》になった顔色をカバーできます。ほとんど色みのつかないようなベージュ系のものやパール感の強いものは、一層、顔色が悪く見えてしまいます。

眉用パウダー

女性の顔で大きなポイントになるのは、眉です。眉があるとないとでは、表情が変わります。

チークと同様に、ミネラルパウダーか簡単に落とせるものがお勧めなので、アイシャドーのようなパウダー状のものが最適です。

とくに眉に脱毛がある場合は、ペンシルで描くと、濃くなりすぎたり、細くなってしまったり自然に描くのが難しいので、パウダー状のものを使うと失敗が少ないでしょう。色は、黒ではなく、オリーブブラウンやチャコールグレーなど、濃すぎない色で濃淡の入ったものを使い、まずは薄い色でアウトラインを、中心部を少し濃いめで描くと自然です。多少失敗しても綿棒で落とせば大丈夫です。

アイライン

抗がん剤治療などにより、眉だけでなく、まつ毛もまばらになってしまうことがあるので、アイラインがあると目がはっきりします。

ウォータープルーフではないペンシルタイプや、お湯で落とせるフィルムタイプのリキッドが使いやすいのですが、まばらになったまつ毛に真っ黒な色は浮いてしまうので、チョコレートブラウンやチャコールグレーなど、少しだけ薄めの色合いでナチュラルに見える色を使うといいでしょう。上まぶたには、まつ毛の間を埋めるように細く全体に入れ、下まぶたには目じりより三分の一に入れます。

以上のナチュラルメイクを心がけるだけでも、仕事に行くとき、人に会うときなどに、自信を持てるようになるはずです。治療期間が長くなっても、明るく過ごすためにメイクをすることはぜひお勧めします。

もっと顔色を気にしたおしゃれを

私は長年、認知症の方から元気なご高齢の方まで、誰にでも簡単にできるおしゃれを紹介する仕事をしていましたが、一九九八年に『お年寄りの楽楽おしゃれ術』（黎明書房）という本を出版できたおかげで、全国各地をこの本のテーマで講演する機会が増えていきました。

老人ホームへ行くこともよくあります。老人ホームでは、口紅を使ったりおしゃれをすることで気持ちが明るくなったり、明るく似合う色を顔の周りに使うことで、顔色がぱっと輝いたりして、無表情に強張った顔がにっこり笑顔に変わる場面をたくさん目にしてきました。

昔から日本では、反物を肩から大きくあてがい、顔映りを姿見で確認して選び、着物に仕立てるということをしていました。

しかし、今、私たちが普段着る洋服を選ぶときは、顔映りを確認しているつもりでも、この色を着るとやせて見えるとか、デザインや着心地を見ているだけで、実は顔色についてほとんど気にしていません。でも、病気のとき、顔色が悪いときほど、この顔映りを気にしてほしいのです。

私は、薬の副作用による色素沈着でしみができ、黄疸も出て、普段よりかなり黄黒い顔色になっていた時期があります。ですから、これ以上黄黒く見せない色、しみを目立たせずにすっきりした顔色に見せる色を極力選ぶようにしました。

私の場合は、黒やグレーを避け、赤やサーモンピンクを使うことや口紅の色を少しだけ明るくあざやかにすることで、かなり顔色が悪いときでも、周りの人に「顔色よくなったね」とか「今回は黄疸出てないね」と言われることがよくありました。

周りにいるがん患者さんのなかには、自分の顔色をますます悪く見せてしまう色の服をわざわざ着ている人がたくさんいて、とても残念に思います。ちょっと気をつけるだけで、あるいは自分を綺麗に見せ、自分に似合う色を知っているだけで、もっと元気で前向きな気持ちになれるのに……と感じることが多々ありました。

着るものの色一つで、目の下のくまが消えたり、年齢よりも若く見えたり、他人に与える印象は面白いように変化します。もともと似合う色を提案することは私の仕事の一部ですから、それは得意分野なのですが、自分のことは案外わからないものです。今でも、初心に返ったつもりで改めて鏡とにらめっこをして、自分の顔映りをよく確認します。

顔色を意識して服の色を選ぶだけで、他人に与える印象や自分自身の気持ちも変化することを、がんで闘病中の方には、もっと知ってほしいと思います。

着心地のよい服を着ると自分らしくいられる

治療や診察のときに、みなさんはいったいどんな服を着ていくのでしょう？

私は、病院に行くたびに周りを観察してしまいます。

家にいるときと変わらない部屋着のような服を着ている人、この後会社に行くのかなと思うようなスーツ姿の人、やぶれたジーンズに胸や背中がたっぷり開いたシャツの重ね着にハイヒールの女性。ジャージ姿の男性に、上着をきちんと着たかなり高齢の男性。性格や時代が表れているようで、その人の人生を想像してしまいます。

どれが良い悪いではなく、人が気分よくいられる服の着心地はさまざまです。

私はこれまで、仕事がメインの生活をしていたので、家で過ごすときのような楽な服はあまり持っていませんでした。家でもジャージを着ることはないので、ジャージは問題外として、さて病院へは何を着ていけばいいのかな、とよく考えました。

子どものとき、病院へ行くときは、お腹や背中を出して聴診器を当てられ、背中をポンポン叩かれ、腕を出して注射されるのが定番なので、脱ぎ着がすぐできる服装が最適だという考えが染み付いています。そのため退院した当初の私は、「カジュアルで脱ぎ着が楽なもの」を基準に病院へ行くときの服を選んでいました。しかし、急に家にいる時間が長くなり、家でもカジュアルな服装で過ごす時間が増え、出かける機会も減ったために、おしゃれをする機会が極端に少なくなった私の「おしゃれ心」は爆発しそうになりました。おしゃれをするのも仕事のうち、とよく母にも言われていたのです。

そんなころ、薬で免疫力が弱っていたこともあり、皮膚のトラブルに悩まされて駆け込んだ皮膚科で、医師から「ジーンズなどのパンツ類はやめ、通気性のよい服を着るように。とくに女性ならワンピースがお勧めです」と言われました。もともと大好きで、いつも着ていたのがワンピースでした。それを着ることが治療になる！　この医師の一言で、目から鱗《うろこ》が落ちる思いでした。私のスタイルは一変しました。

がんによって今までとは違う生活を送るようになり、さまざまなストレスが溜まり、心が不安定になることもありましたが、このルーズな服装が一番のストレスになっていたことに、気がつきました。

私の場合、病院では血液検査をし、あとは問診と点滴をするのがいつものコースでした。特別な検査の予定があるとき以外は、腕さえ出せれば、脱ぎ着は関係ありません。自分で勝手な決め事を作っていただけで、誰も「これを着ちゃいけない」とは言っていないのです。その日からは、家でも、病院に行くときも、ワンピースを着るようになりました。病人だからと勝手に自分で枠を作るのではなく、気にせず、着たいものを着る、いつものおしゃれをする、という方針に変えました。もちろん場をわきまえ、華美な格好をしたわけではありませんが、私のストレスはかなり軽減されました。

不思議なもので、病院に着ていく服装について思い込みの枠を取り払えたことで、カジュアルな服装のときも、これまでに増しておしゃれを楽しめるようになり、今では毎日ワンピースを着ているわけではありません。自分にとって着心地のよいものを着ることは、快適に自分らしく過ごす重要なポイントだと気づかされました。

仕事にも行けない闘病中の人なら、病院に行くことが数少ない外出の機会となるはずです。腕を出しやすい、治療部位が見せやすいなど、自分の治療スタイルに合う服装選びを意識するとともに、外出している時間を少しでも楽しく過ごせるよう、自分らしい着心地のよい服を探してみてほしいと思います。

6

家で
闘病するための
ヒント

歯・口腔内の手入れを欠かさない

抗がん剤治療を受けると、粘膜が弱くなることが多く、口内炎ができたり、歯磨きのときに歯茎から出血するなど、歯の周辺などに痛みが出やすくなります。

1章「入院までの短期間にできること」の項でも書きましたが、がん治療が始まる前には、ぜひ歯医者に行くことをお勧めします。実際に治療が始まってからでは、吐き気がある場合もあるので、歯科治療はつらいと思います。私は年に一度、健康診断をするときに合わせて歯科検診に行き、歯のクリーニングをしてもらうようにしていたので、入院前も抗がん剤治療の前も、とくに医師からの指示はなかったのですが、みずから歯の検診に行っておきました。しかし現在では、口腔内を清潔に保つことが、がん治療の効果を上げることがわかり、がん治療前の歯の治療や口腔ケアが推奨されています。

また口内炎も、清潔な口腔内のほうができにくいようです。

歯磨きの際の私のお勧めは、柔らかい毛質、ブラシ部分の小さい歯ブラシを使うことです。健康であっても、固めの毛質を使う利点はあまり思いつきませんが、粘膜や歯茎の弱る治療中はとくに、柔らかめの歯ブラシで丁寧にやさしく磨くことが基本でしょう。ブラシ部分が長いと、磨き残しや口の中を傷つけやすいように思います。

歯科用キシリトールガムを利用する

私は、自分で舌を噛み締めてしまう噛み締め癖があり、歩いているときも顎《あご》に力が入り、ぐっと食いしばっていました。医師から、日常生活での舌を置く位置について、あるいはマウスピースをして寝るなどの指導を受け、徐々に直ったのですが、そのころから、顎のリラックスと強化、右側で食べる噛み癖の矯正のために、食後にキシリトールガムを噛むことが習慣になりました。

この習慣は歯のためにもとても役立ち、病気になってからも、この習慣が身についていてよかったと感じていました。しかし抗がん剤治療が始まり、気持ち悪さが出るようになると、普通は吐き気止めに役立つはずのガムのミントでものすごく気持ち悪くなったりして、とくに最近の、味が長持ちするタイプのガムは最悪の状態をもたらしました。ガムを口にするたびに、その味やにおいで激しい吐き気をもよおすのです。

しかし、昔ながらの普通のミントガムであれば、口の中がすっきりして、気持ち悪さの解消に役立ちます。自分に合うガムはないかと探していたときに見つけたのが、歯科用のキシリトールガムでした。早速、歯科医院で取り寄せてもらい、使ってみると、ミントも味が長持ちするものではなく、とても具合がよく、すっかりお気に入りとなっています。

気持ちが悪くて歯磨きが丁寧にできないときや、口がすっきりしないときも、これのおかげで助かりました。一般のスーパーなどでは売っていない医療用ガムですが、歯科医院で頼めば購入することができるので、お勧めです。

歯磨き粉を見直す

あなたはどんな歯磨き粉を使っていますか？　選ぶ基準は、さっぱり感とかつるつる感とかさまざまあると思いますが、この歯磨き粉の選び方は、実はとても重要です。口の中の状態にとても影響を与えるのです。

ガムの体験でも触れましたが、私は噛み締め癖があるせいもあり、いつも舌の痛みや荒れに悩まされていました。舌に関しては体質かもしれないと半ば諦めていたのですが、アロマテラピーをきっかけにして化粧品や日用品の成分に関心を持つようになり、生活の中で使うさまざまなものをわかりやすい成分、シンプルな成分のものに見直すようになりました。自然素材にこだわる人で、何々の成分はだめだとか、これには発がん性物質が含まれているとか、難しい化学成分の名前を挙げて排除する人もいますが、私の考えはもっと単純です。見てわかる成分、知っているものを基本的に選ぶようにするだけです。

たとえば、植物油、重曹、石鹸素地、グリセリン、精油（エッセンシャルオイル。ティーツリー、ミントなど）、天然香料など、比較的多くの人がわかるものばかりです。そして、ラウリル硫酸ナトリウム、パラベン、ソルビット……は発泡剤かな、防腐剤かな、など、よほど勉強した人でなければわからないものが多く含まれるものは使うのをやめるだけの、誰でもできる方法です。

しかし、歯磨き粉の成分に関しては、私はその大切さを見落としていました。病気と前後したころにやっと、素人が見てもわかりやすい成分が使われる無添加の歯磨き粉に替えたのですが、それ以降びっくりするくらい口腔内の悩みが解消されて快適になり、今まで何をしていたのかなあと、笑ってしまうほどでした。気づいた当時は、日本製のそうした歯磨き粉があまりなく、アメリカ製の有機アロエベラジェルを基材にしたものを使っていましたが、今では日本製のものでも「無添加歯磨き粉」をキーワードにして探すと、成分がとてもシンプルで体にやさしいものがたくさん見つかります。

歯磨き後に口の中がスースーする強いミントや粒子の研磨剤入りの歯磨き粉は、使った直後は気持ちがいいのですが、その気持ちよさは、実は必要ないのではないかと私は感じます。私が使っているものは強いミントも研磨剤も入っていませんが、歯のつるつる感や汚れのつきにくさに何の問題もありません。口の中が荒れることがなくなったためか、翌朝はむしろ口の中がすっきりするようになりましたし、抗がん剤の治療中にも口内炎ができたことはありませんでした。

治療の副作用で食欲が落ちることもあるのに加え、口の中に炎症を起こし、食事の際の痛みや不快感で食欲が落ちてしまうと、体力や免疫力の低下につながります。口腔内に炎症があるようなら、今使っている歯磨き粉を変えてみるのも一つの方法だと思います。

薬を曜日ボックスで整理する

薬は飲み忘れのないように、曜日ごとの薬ボックスを利用することがお勧めです。飲む薬の種類が少なければ、一〇〇円ショップの薬容器でも十分間に合いますが、種類が多くなると、とても入りきりません。

私は、ビーズやアクセサリーを仕分けするときに使うボックスや、ホームセンターにあるねじやビスを入れるような工具ボックス、つりの疑似餌を入れる小さく分かれたボックスなどを利用しています。選ぶコツは、週単位の、七、一四、二一などの数でボックスが分けられていることです。間違っても六つとか一〇、一二個に分かれた箱は買わないようにしてください。余計にややこしくなります。

ぴったり合わなければ八とか一五とか少しオーバーするものを選び、余った枠に飲み忘れた薬やごみを一時的に入れて使うと便利です。とくに昼は仕事やお出かけなどで飲み忘れをしやすいので、忘れにくい朝晩は同じ大きなボックスで一括で仕分けし、お昼だけは日ごとの箱に入れてそのまま一回分を持ち出せるタイプのものを、私は使っていました。

加工食品や宅配を上手に利用する

後述の「食べ物でがんを治す、の失敗」の項（一六四ページ）でも詳しく書いていますが、働き盛りの女性やシングル女性となれば、食事の買い物も、作るのも自分で、という人がほとんどでしょう。体調の悪いときに台所仕事をするのはつらいものです。無理をせず、加工食品や半加工食品を上手に利用して、体力を温存するほうを私はお勧めします。がんにかかった自分に対し、食べ物が悪かったのか、と責める気持ちが湧いてくるかもしれません。しかし、暴飲暴食、多量の飲酒、喫煙、偏食などは改めるべきでしょうが、どの食べ物を食べるとがんになるというような、決定的な因果関係は今のところ証明されていません。「野菜中心に、塩分を控えめに」を心がけ、普通の食事をとればよいと思うのです。神経質にならずに、お金をかけ過ぎないことがポイントでしょう。

一日のうち一食だけは宅配を利用する、具合が悪いときだけ買いおきしたレトルト食品を使うなどの工夫も必要です。高齢者向けと思われがちな介護食は、柔らかくて消化がいいものが多いので、これらを利用するのも手です。ドラッグストアやスーパーにも介護食は置いてあるほか、生協や宅配などのサービスにもこうした食品はあります。食欲のないときには、ゼリー状で口にしやすい食品もあるので、利用してみるとよいでしょう。

＊アクトケア　クリニコ通信販売カタログ（http://www.clinico.co.jp/）は病状に合わせた食品のサ

イトです。

足浴をする

お風呂に入れないときや手足が冷えてしまうときには、バケツやたらいにお湯を張り、足浴をすると、血行もよくなります。

お湯だけでもいいのですが、皮膚の具合が悪くないなら、大さじ一杯ほどの重曹にお好きな精油を一、二滴垂らし、よくなじませてから足浴用のお湯に入れて立ちのぼる香りを楽しみながら足浴すると、気分も和らぎます。

皮膚にトラブルがある場合は、お湯はさら湯のままで室内の芳香浴と共に楽しむとよいでしょう。

抗がん剤治療前日に掃除をしてみる

私はフリーで仕事をしているので、新規のアイデアのことで煮詰まったり、講演の進行や内容について悩んだり、いい突破口が見つからないときは、ストレッチや近所の散歩などの軽い運動をし、リフレッシュします。しかし、一日のはじめから「今日はさっぱりだめだなあ」と感じるときは、まずは自分の部屋を掃除する、というのが定番です。

どういうわけか、これは昔からのクセで、試験勉強の前やむしゃくしゃするときは、とりあえず、掃除機をかけて床をすっきりさせると気分もすっきりし、ついでに布団も干したりすれば、頭が冴えてきます。

そんなクセのせいか、点滴による抗がん剤治療の前日は、必ず掃除をし、天気がよければ布団を干すことが習慣になっていました。この抗がん剤の点滴を受けると、どうしても一週間くらいは具合が悪く、寝込んでしまうこともあります。その間、部屋が汚い！　と思っても、掃除機を引っ張り出して掃除することはとてもできません。せいぜい「クイックル○○」という簡易式掃除器具で床を撫でる程度です。ベッドのシーツや布団カバーを替えるのもつらくなるので、治療前に部屋を綺麗に、さっぱりさせておけば、副作用が出ている間も、少しは気持ちよく、快適に過ごせるのです。

体調の悪いときが、一日、二日ならば我慢もできるでしょうが、一週間ともなれば耐え難いはずです。こんな小さな習慣やリズムを身につけることも、快適に過ごすためには大切なことです。

7

心の持ちようと人間関係

退院後は入院中と違い、周りにいるのは元気な人ばかりです。入院中は、お見舞いに来てくれたり、メールが来たりしますが、退院直後に一気に届く「退院おめでとう」の連絡をもらった後には、急に静かなさびしい時期がやって来ます。周囲ではごく普通の、これまでと変わらない日常が過ぎていき、自分一人だけが取り残されてしまったような、焦燥感や孤独感にさいなまれる人も多いと思います。そのようななかで、いかに自分を取り戻し、前向きに過ごせるかは大きな課題です。

人は人生で、自分を試される場面に何度か直面するはずです。がんという病気との対峙は、まさしく、精神力や生き抜く力（サバイバルする力）、あるいはこれまでの自分の生き方や人付き合いのあり方が試されるときのように感じます。しかし、本当は試されるのではなく、普通に暮らしていると漫然と過ごしてしまう人生についてきちんと考えたり、大切な夢を思い出したり、本当にやりたかったこと、やるべきことを考える一つの良い機会なのかもしれません。

人間関係を思い切って整理する

大きな病気を患うと、周りの人がどんなふうに自分を見ていたのか、どんな人付き合いをしてきたのか、普段のあなたの人間関係がよく見えてくるのではないでしょうか。心からあなたのことを思ってくれている人、上っ面だけの付き合いだった人、思った以上に素敵な人、冷たい人など、さまざまな人の性格も垣間見えます。

しばし社会から離れざるを得ないこのがんという病を機に、これらの人間関係を見直してみてはどうでしょうか。

思い切って、知らぬ間に複雑になってしまった人間関係をシンプルに整理してみるのです。1章の告知についての項目でも、誰に知らせるか、いつ知らせるか、といった問題に触れましたが、この章ではもう少し踏み込んで考えたいと思います。

平穏な毎日を暮らしていると、「どうもあの人に会うと疲れる、それなのに付き合いを続けている」「なんだか気が合わないけどなんとなく、一人じゃさびしいから仕方なく」「子ども同士の付き合いがあるから、好きじゃないけどママ友だから」などなど……、いろいろな付き合いがあるでしょう。

本当は付き合いをやめたいけれど、断ち切ることができずに惰性で続けている人間関係、偽りの友達関係というのも、少なからずあるものです。

体調の悪いときでも気遣わなくてはならないような人や、わざとらしい建て前だけを押し通す人たちとは、この際、病気を理由にしばらく連絡を取るのをやめ、毎日の生活に支障はないか、困ることはないか考えてみてはどうでしょうか。連絡を取ることをやめても何の支障もなく、わずらわしさから解放されて、「ああー、すっきりした」と思うこともあるかもしれません。そういう関係なら、これを機にやめてしまえばいいと思います。

いっぽう、今は疲れていて会いたくないけれど、本当はその人のことがやっぱり好きだな、大切だなと思う人ならば、あなたが元気になったとき、もう一度、無沙汰を詫びて付き合い始めればいいのです。本当に縁のある心通じる人なら、病気のときに間隔があいても問題はないはずです。

本当に大切な人、一生仲のいい関係を続けていきたいと再確認できる人たちもいるはずです。私も、心から感謝したい、本当に大切にすべき、これからも付き合いたい大好きな人たちが闘病中の生活の中で、しっかり浮かび上がってきました。

もし、あなたにこれらの人の顔が浮かんでこなくて、惰性で付き合ってきた人ばかりだと感じたなら、それは落ち込むことではなく、これまでの人間関係や付き合い方、あなたの人とのかかわり方を見直す絶好の機会ととらえるといいと思います。おばあさんになる前に気づいてよかったと思い直して、「心を許せる大親友を得る」をあなたのこれからの人生の目標の一つとすればいいのです。

病気を誰に伝え、誰に言わないか考える

病気を誰に伝え、誰に言わないかの選択は、自分が無理をせず楽に闘病生活を送るために、また、後のテーマにもある怪しい勧誘に引っかからないためにも、きちんと考えるべき課題です。

一人にも話さず、黙っていると、自分を追い詰め、苦しい気持ちになってきます。家族

以外にも話しておくべき人には本当のことをきちんと話しておくほうが賢明だと、私は思います。

家族など一緒に住む人以外に話すべき人には、二種類の人がいると思います。

一つは、本当に信頼できる同性の友人です。

もう一つは、仕事に関係する迷惑をかけてしまうかもしれない人たちです。

後者は、大人として社会で働くためのマナーとして、話しておくべきでしょう。変に隠したり、ほかの病名でマスキングするのは考えものです。直接かかわる人、上司、取引先など、誰が話しておくべき人なのかは、あなたの働き方によって変わりますが、多くの人に話す必要はないと思います。迷惑がかかるかもしれない最小限の人にだけは、きちんと伝えておきましょう。

前者のずっと長く付き合いたい心の友には、本当のことを打ち明け、心の重荷を少しでも分かち合ってもらうのがいいと思います。

本当に助けが必要になったとき、心が悲しみでいっぱいになってしまったとき、心のうちを少しだけ吐露することで、心も体もすっきりと軽くなることがあります。本当のことを話しておけば、たとえ体調を崩して約束をドタキャンすることになっても、相手を怒らせることはないでしょう。でも黙っていれば、一度ならまだしも、次には文句を言われてしまうかもしれず、結局自分がつらくなります。

抗がん剤による治療中などは、つわりのときのように食べられない食材、においに負けてしまう食材もあります。でも事情を知っていれば、あなたの食べられる店で、その友人と食事をすることができます。黙っていれば、何も食べられない店でつらい思いをただ我慢することになるかもしれません。

「何で食べないの？　ダイエット中？」などと言われて傷つくこともあるでしょう。

本当に心を許せる友に病気のことを打ち明けておけば、部屋に籠りがちなあなたを誘い出してくれたり、メールをくれたり、後でありがたく感じることがきっとたくさんあるはずです。

誰かれ構わず病気のことを話してしまう人もいますが、これは考えものだと思います。なかには、それをネタに怪しいサプリメントや宗教への誘いをする人もいるからです。人の弱みにつけ込んで商売をする人というのも、世の中には少なからず存在します。そういう人に引っかからないためにも、無駄な出費をしないためにも、軽口は禁物ではないでしょうか。また、口の軽い人、おしゃべりな人に話すことも要注意です。そういう人は、悪気はなくても、あなたが伝えてほしくない人にも軽く話してしまうかもしれません。「あの人はがんで危ないらしい」「がんなんですって、かわいそうに……」などと、噂に勝手な尾ひれがついて広まることもあり得ます。また、余計な同情をされるのも、気分の悪いものです。病気を打ち明けるべき人はよく選ぶべきでしょう。「私は友達が多い」と自慢する人や浅く広く付き合うクセのある人は、要注意だと思います。

不平不満を言いそうになったら　1

つらい気持ちを吐き出すことは、時には大事ですが、一緒に住む家族なら、口には出さなくてもその姿を見ていれば、あなたが感じている以上にあなたのことを理解している場合もあるのではないでしょうか。いちいち「つらい」「悲しい」「何で私だけ」と愚痴ばかりこぼされては、一緒にいる人もたまりません。

そんな愚痴をこぼしたくなったときは、あなたとは別に生活空間のある、一緒に暮らしていない人のほうが、あなたの話を楽に聞いてくれるような気がします。相手の都合も考えずに長電話をするのは考えものですが、時々電話で話したり、会って話を聞いてもらうのはいいと思います。

身近な人に文句や愚痴を言ってすっきりする人も、なかにはいるかもしれませんが、私は言った後で落ち込んでしまいます。「ああー、言わなきゃよかった」「なんで不満を言っちゃったんだろう」と思い、自分を嫌いになりそうになります。そこで、不平不満を言いそうになったら、ミッキーマウスのようにクッと口角を上げてみます。不思議なもので、笑った口の形では不平は言えないのです。不満が言えなくなってしまった自分に、本当に笑ってしまうこともあります。

笑顔なんて作れない、というのだったら、大きく深呼吸して、ふーっと嫌な気持ちも吐き出すつもりで、息を吐いてみてください。それも無理なら、ため息をつく。何でもいいのです。大事なのは一呼吸置くこと。ちょっと冷静になれば、なんてことはない、言わずに済むこと、たいしたことないなと思えることはたくさんあります。

だけど……、それでも気が済まないときは、つらい気持ちを口に出したほうがいいでしょう。ストレスを溜めないように、我慢せず誰かに話を聞いてもらうのが一番です。爆発するほど溜め込む前に、不満が小さなうちに小出しにすることも大事だと思います。

不平不満を言いそうになったら 2

もう一つの、不平不満を言いそうになったときの対策は、寝てしまうこと、いわゆる「ふて寝」です。

文句を言いたくなるのは、体や心が疲れているからではないでしょうか。働き盛りの年代の女性は、ちょうど更年期ともぶつかり、ホルモンバランスがただでさえ崩れて、体調も精神状態も不安定になりがちです。どうにも自分では止められず、悪態をつきたくなったり、突っかかりたくなることがあるものです。でもそれは、なかなか周囲にわかってもらえません。自分でも病気のせいで性格がゆがんでしまったのかと感じ、落ち込むかもしれません。

私自身も、普段なら見過ごせる家族の言動に我慢ができず、つい口を出してしまって「どうしてもっと穏やかに日々を過ごせないのか」と注意され、余計に腹が立ち、どうにも気が治まらなくなったことがあります。でも、温厚なはずの自分が何でイライラするのか、何でいろいろなことが目障りになるのか、さっぱりわからずお手上げなのです。

おそらくこれは、乱れたホルモンバランスの仕業ではないでしょうか。私の場合は婦人科の検診で、「抗がん剤のためにホルモンバランスが崩れているので、治療が終われば治る」と言われましたが、治るころには、本当の更年期になるかもしれません（実際に私の場合は、治療の終わりの時期と親の介護が重なり、重い更年期症状に悩まされ、治療が必要となりました）。更年期の女性ならば、それに適した治療も必要でしょうが、短期間のイライラなら、ひとまず寝て時を待つことも大事だと思います。

心が冷え切っているときは、大概体も冷えているものです。体を温めて、寝てしまうのも一つの方法です。考えない時間を持つことが大切です。

メディカル・カフェに参加する

病気のことを隠さずに話せる相手がいない、苦しみを共有できる人がほしい、医者以外の人から病気のことについての経験を聞きたいなど、闘病中の悩みを話したい人はたくさんいると思います。また、話すことによって心がすっきりし、不平不満を少し解消する手助けも得られます。

がんを患っている本人やがん患者を抱える家族の人が気軽に参加できる「メディカル・カフェ」が、まだ数は少ないですが、各地にでき始めています。住んでいる地域にも、これと似たような活動拠点がないか、まずはインターネットで検索してみましょう。

私自身は、最もつらい闘病中にこのカフェの存在を知らず、その後「がん哲学外来」（一般社団法人）で有名な順天堂大学の樋野《ひの》興夫《おきお》先生が提唱され、お茶の水クリスチャン・センター（ＯＣＣ）で開催されている「メディカル・カフェ」を知り、訪ねました。

また、このようなものが近隣にないならば、がんセンターや大学病院などが主催する「患者会」に参加してみるのもいいと思います。普段、自分が通院している病院でなくても、がん患者を受け入れている患者会もあります。同病の人たちと集うのを嫌う人もいるいっぽう、悩みを共有することで癒やされる人もたくさんいます。躊躇《ちゅうちょ》する前に、一度顔を出して、どんなものか、自分に合うかどうか試してみることをお勧めします。

ＯＣＣメディカル・カフェ
http://ochanomizu.cc/sen_medical.php
がん哲学外来
http://www.gantetsugaku.org/

できることを探して楽しむ

病気のために食べるものが制限される、仕事ができなくなる、旅行や遊びに思うように出かけられない、行動範囲が狭くなる……。これらのことが増えるほど、今まで活動的に生活してきた人にとっては、思うように行動できないことへの不満が日増しに募ることでしょう。

私も最初のうちは、転職し、勉強してせっかく手に入れた何年も続けている大好きな仕事を休まなければならないこと、思うように食事できないこと、出張や旅行に飛び回れないことに落ち込むばかりでした。こういうときは、できないことばかりに目が行きます。私が開き直って、考え方を変えられるようになるまでには、たくさんの時間がかかりました。

比較的簡単に変えられたことは、食べ物に対する考え方です。

大好きだった食べ物でも、食べると具合の悪くなるものがあります。治療に使う薬によっては、お刺身やお寿司などの生ものを一時的に禁止される人もいます。そんなとき、「大好きなのに食べられない、周りの人はみんな食べているのに……」と考えるか、「ここで我慢すれば具合も悪くならず、楽しく過ごせる」と考えるかは、ちょっとした違いだと思います。

日本にはありがたいことに、たくさんのおいしい食べ物があります。しかし、それらを食べないからといって死ぬわけではなし、ほかに知らないおいしい食べ物がたくさんあるかもしれません。今が、それまで行ったことのないお店やおいしい食べ物、食材に出会えるチャンスかもしれません。

たとえば私はアイスクリームが大好きでしたが、冷たいものはお腹を壊しやすいだけでなく、二度目に使った抗がん剤は点滴後のしばらくの間は冷たい食べ物を食べると激痛が走ったので――手に冷たいものを持つだけでも痛みが走りました――、冷たい食べ物や飲み物はすべてやめました。真夏でも水は常温にして飲み、お店でも氷水は避ける、というように徹底しました。

もちろん、激痛を避けるのが一番の目的ですが、体を冷やす食べ物はもともと体によくない、常温にして食べるほうが女性の体調にはいいことが少しずつ実感でき、肌の調子まで変わってきました。

ほかにも、これを機に和食の店や、自然食、オーガニックのお店も開拓するようになりました。今まで知らなかった年相応の落ち着いた雰囲気の店や新しい食材への楽しみも広がった気がします。自分の体をよく観察して、その体にとっていいことは何なのか？　と探ってみると、案外楽しさも見つかるものです。

お肉を減らしたら体が軽くなったとか、お酒をやめたら早起きができるようになったとか、こうしたことを実行するのは、我慢するつらさではなく、自分にとっていいことをもたらしてくれるかもしれません。

不便もチャンスに変えられる――必要は発明の母

「必要は発明の母」や「窮《きゅう》すれば通ず」ということわざもあるように、不便だと思うことや困った状況があるときほど、すばらしいアイデアや策が見つかるのも事実です。「あー、あれもだめ、これもだめ」「あれもできない、これもできない」と言うのなら、どうしたら快適になれるか、楽しくなれる方法は何か考えてみると、案外身近なところに答えやヒントが転がっているかもしれません。

私が「やられた！」と思った面白い例を一つお話ししましょう。二度目の手術後の抗がん剤治療は、手足症候群という症状が副作用として出るものでした。薬の錠剤を開けるにも、毎日痛くて苦労しました。その治療が終わり、新しい薬に変わったとき、テレビで「お薬パンチ」という商品を目にしました。ホチキスのような形状の先に受け皿のある穴あけパンチのようなものが付いていて、錠剤を外装フィルムの付いたまま挟みパチンと押すと受け皿に薬が出てきます。手先が硬くなって割れていたり、力のない高齢者が簡単に薬を出せるように工夫された商品で、特許申請中とのことでした。

「うわっ、もう少し早くこれを知っていれば、こんなに苦労しなくてよかったのに」と思うと同時に、「やられた！」という悔しい思いを味わいました。

実は、私は自分で開発した色彩配色のための用具の特許を持っているのですが、この用具はもともと授業で配色を教えるときに、どうしたら楽しく、簡単にできるかを考えて作ったものです。特許の申請は大変でしたが、作っているときは本当に楽しく、ワクワクする楽しい気持ちのほうが上回っていました。どうしたら楽しくなるか、快適になるかを考えて形にするのは私の得意分野のはずなのに！　ああー、なんで自分にとっての「必要」に気づかなかったんだろうという意味で、悔しさを味わったのです。

ですから、できないことを悔やむより、快適になる方法を考えるほうがずっと楽しく、もしかしたらあなたの「必要」が一攫千金《いっかくせんきん》に変わるかもしれないのです。決して、つらい状況のとき、「窮すれば濫《らん》す」と自暴自棄の誤った行動に出るのではなく、「窮すれば通ず」と考えて不便さをアイデアに変えることができれば、同じつらさを持つ人の救世主になれるかもしれません。闘病中に気づいたこと、不便に感じたこと、こんなサービスがあったらいいのにと思ったことは、どこかに書き留めておくと、後で役立つかもしれません。「後で」と思って書き留めないと、元気になったときには忘れているものです。そのアイデアはつらさや不便さのある今しか、思いつかないものでもあるのです。

友人関係・宝の言葉

病気を通して、私の見直すべきことは、働き方、考え方、自分を追い込む性格などたくさんありましたが、友達選びだけは唯一間違っていなかったと確信できる経験がありました。私は、比較的誰とでも仲良く話すことはできますが、心を開くにはとても時間がかかるため、決して友達が多いほうではありません。少数精鋭、みんな長い年月、大切に関係を続けてきた人ばかりです。

私ががんになったことを打ち明けたときは、驚くほど迅速に人を紹介してくれたり、病院探しに尽力してくれたり、がんに関する資料を送ってくれたり、人のためにここまで尽くしてくれるのかと、涙と感謝の毎日でした。そんな友達の一人に、私が病気を打ち明けたときには、自分のことのように心配して涙し、我先に行動を起こしてくれ、私が入院することが決まったときには、「絶対、私が付き添うから安心して。あなたは私の家族と一緒だから」と言ってくれた人がいました。

今は近所に住んでいるわけではないので、彼女のこの申し出にはとても驚いたのですが、実際に最初の入院も二度目の入院も、そして退院の時も、彼女が車で迎えに来てくれ、付き添ってくれました。

「家族と一緒だから……」。彼女は、闘病中も今もその言葉通りに、これまでと変わらずにちょっと離れて暮らす家族のように私を誘い、いつも勇気づけ、励ましてくれています。口にすることは誰にでもできるかもしれませんが、彼女のような、行動の伴う嘘のないこの言葉は、今では私の宝物です。

病のとき、家族の存在は本当にありがたく、感謝し尽くせませんが、本当の家族と同じように自分を見守ってくれる人がいる、と感じることは私に何倍もの力を与えてくれました。生きているのがつらくなったとき、自分の価値を見失いそうになったときには、この言葉を思い出し、勇気づけられています。これは、私の友人自慢でなく、私の考え方、大切に思う人との付き合い方を変えた言葉です。彼女に限らず、自分がこれまで培ってきた大切な家族や友人との人間関係においても、こんなふうに行動したい、社交辞令ではない本当の言葉で接したいという学びにもなりました。

8

情報の海に
おぼれないために

現在の医療では、患者に治療方針を選ばせるというのが当たり前になっています。ですから、診察のときに医師からいくつかの治療法が示され、その中から「どれにしますか」と選択を迫られることが通常であるはずです。

昔であれば、「こうしましょう」と医師が率先してお勧めの治療法を示したように思いますが、今はほとんどの選択が患者に任されているようです。こういう形をとる背景には、病院側がリスク回避をするという目的も潜んでいるでしょうが、第一には患者側のQOL、つまり生活の質を上げたり、経済事情に合わせるなど、あくまで患者にとって利益となる選択の幅を広げることが大きな目的になっているはずです。治療を受ける患者側にも、それに応えるために勉強しておくことが必要になります。

今では、情報を得ようと思えばインターネットや本、雑誌などでいくらでも得ることができます。しかし、その情報の質を確認することは、実際にはほとんどできないのではないでしょうか。あふれる情報から、自分にとって有益で正しい情報を得ることは、実は至難の業のように感じます。勉強をしようと思って開いたパソコンの画面から、いつの間にか怪しいサプリメントや健康食品のページに進んでしまったり、はたまた知らぬ間に新興宗教にはまりこんで散財したりして、せっかくの治療の機会を逃しては元も子もありません。そんな情報の海におぼれないために、気をつけたいことを以下に挙げてみました。

情報源の確かなものを

新聞や医療雑誌、科学雑誌などには、学術論文として発表された最新の医療技術や情報、政府の医療政策で変更のあった検診や医療費の情報などが掲載されています。こうした情報のなかには、まだ実験段階で実用化以前のものも多く、画期的ですごい！　私もこの医療を受けたいと感心しても、一般の医療機関で運用されるようになるのは何年も先、というケースがざらにあります。実際に自分がその医療を受けられるまではとても待っていられない情報もたくさんあります。

とはいえ、早く治験データがまとまらないかと注意してその後の情報を追い、スクラップして時系列で情報を集めてみると、意外な最新情報が得られたり、すでにその医療が始まっていることに驚くこともあります。また最近では、子宮頸がんはウイルスによるものだからワクチンが効くとか、いやいや副作用があるとか、前立腺がんの検診には疑問があるとか、新しい事実もニュースで得ることができます。出所が確実で、「今後長生きしていればこんな治療も受けられるのか」と楽しみにできる情報や、自分の治療や検診、医療費にかかわる情報は、やはり継続して読んで勉強すべきだと思います。

しかし、よくわからない個人が書いたネットの情報や、「がんが治った」「この食品は危ない！」などと、気づくと、商品の宣伝広告のページに移行しているような情報は、何を基に書いているのか、実験データは本物なのか、調べようがありません。真摯《しんし》に自分の体験記を書いて情報を提供しているものも中にはあるでしょうが、医療の素人にとって、区別するのはとても難しいことです。

ですからまず、新聞や雑誌に掲載されていても、それが広告、宣伝と同時に掲載されている場合は要注意だと思っています。

私自身も、がんになった最初のころは、「何か良い情報はないか」「自分でできることはないか」を、インターネットで調べていました。しかし、見ているうちにどんどんマイナス思考に陥り、何が本当に自分の症状にいいのか、わからなくなってきました。そこで、もうネット情報はむやみに見ない！　学術論文や新しい治療が始まったとの情報をテレビのニュースや新聞で得たときだけ、ネットはそれらを調べるため、確認のためだけに使う、と決めました。そうすると、意外と気分がすっきりし、曖昧な情報にもてあそばれる機会がぐっと減ったと思っています。

インターネットで病気を調べすぎると「サイバー心気症」という、調べれば調べるほど不安になる病気になってしまうこともあると聞きます。

簡単に情報が得られるインターネット空間は、相手も簡単に情報が流せるということを常に頭に置いて、必要以上に検索しないこと！　が必要だと思います。

怪しい情報　甘い噂

「がんは自然治癒する」。こんな素敵な言葉を聞いたことがありませんか？

本や雑誌にも、治療への迷いを生じさせるこうした甘い言葉が書かれています。

おそらく、誰しも、どこかで目や耳にしたことが一度や二度はある言葉だと思います。

でも、それは誰の話ですか？　治った人に実際に会ったことがありますか？　あなたの直接の知り合いですか？　実のところ、「友人の知り合いがね、がんだったのに治療もせずに治っちゃったんだって」ではないでしょうか。この、実際にはあなたの知らない「友人の知り合い」が曲者です。

私も、もちろんこの甘い言葉を聞いたことがあります。出所もはっきりしていました。私の高校の同級生、しかも今でも仲良しで、同じ病院の同じ科に通院している友人です。彼女が家族ぐるみで付き合っている、ある会社の社長さんが、がんが自然に消えた、というのです。おそらく、それは本当でしょう。

でも！　でも……私自身は彼に会ったことがありません。苗字も会社も知っていますが、顔も知らなければ声を聞いたこともありません。あくまでも友人からの又聞きです。

「私の知り合いがね……」には変わりないのです。

この「私の友人の知り合い」の話を、私がほかの友人に話せば、その友人にとっても「私の友人の知り合いがさ～」になります。そのまた友人がまた、「私の友人の知り合いはね、がんが全身に広がっていたのに、治療しないで自力で治したんだって」と言って誰かに話します。さらに、「へえ、すごいね。抗がん剤ってさ、元気な細胞も殺すんでしょ、怖いよね」となり、またそのやり取りを聞いた彼女たちの友人からほかの知り合いへ「抗がん剤治療で死にそうになって、その治療をやめたら、自力で友達の知り合いが治ったんだよ、治療も考えものだよね」と、内容はどんどん変化して、都合のいい伝言ゲームのようになって広まっていくことは、容易に想像がつきます。

本当に、自然に治癒する人も中にはいると思います。でもそれは宝くじに当たるような確率ではないでしょうか。実際の確率は知りませんが、何億円も当たる宝くじは、サッカーのフィールドの芝生に丁寧に宝くじを敷きつめ、その中から一枚の当たりくじを引き当てるようなものではないでしょうか。

しかし、年に数回、確実に誰かには当たっています。でも、その誰かを私は実際に一人も知りません。がんが自然に治る人もそれと同じだと思うのです。私は、基本的にがんができてしまったら、外科的な手術で取り除くか、何らかの化学療法で小さくしていくしか、現時点でのベストな方法はないと思っています。ですから、わずかな確率の自然治癒した人の治療法を選び、当たりくじに外れ、手の施しようのない状態になるかもしれない賭けに出る勇気はありません。

もちろん、病気の進行状況、治療段階により、「私は自然に任せ、手術はしません」「化学療法は受けずに、痛みをとる緩和ケアだけにします」と決めることは、当然ありうるでしょう。しかし、まだ治療のできる段階にあるのに、いい加減な噂に振り回され、その治療からみずから距離を置いてしまうのは、とてももったいない回り道のような気がします。

前述の、がんが消えた人を直接知っている私の友人でさえ、このような例は稀有な出来事として受け止め、がん手術の後、問題なく一〇年以上を経過した今も、私と同じ病院できちんと定期的に検診を受け、何かの場合には病院で治療する手堅い選択をしています。

いいと聞いたものは何でもやりたい、の危険

私自身への自責の念もこめ、痛感していることがあります。がんという病気は、人の理

性を狂わせがちです。治りたい一心で、まじめな人であればあるほどはまりやすい罠《わな》があると思うのです。その罠が、「いいと聞いたものは何でもやりたい」と思ってしまう気持ちのあり方です。

一度目の手術後しばらく経って、転移の疑いから抗がん剤治療が始まったとき、主治医に「私にできることは何でしょうか？　自分でできることなら何でもしますから」と積極的に尋ねました。医師の答えは「気にしないこと」というものでした。この拍子抜けするような答えに、「私には何もできることはないの？」と感じ、しばし呆然としました。

今では、この医師の言葉の意味するところはわかる気がするのですが、「何とかしなくては、もう二度と手術は嫌だ、せっかく戻った生活や仕事をまた手放すなんて」と、日常が戻りつつあった当時の私の頭の中は混乱していました。

「気にしないこと」と言われても、薬を飲めば否応なしにその副作用で、自分が抗がん剤治療中であることを気にしないわけにはいきません。何かできることはないかと思い、まずはがんを再発させないための食事、生活に関する本を買い集め、実践するようになりました。なかには失敗したケースと、今も実践し続けているものがあります。

食べ物でがんを治す、の失敗

私は、何をするにしても三日坊主タイプではないので、こつこつまじめに取り組んでしまいます。その結果、こんなことがありました。私が自分で気づいた失敗のほんの一部を例に挙げます。

・毎日とるといいとされている野菜、果物ジュースを飲み続けてみました。まじめに一日三回それらを飲んだら、結果は次の通りです。

ほかのものが食べられなくなる
お腹がいっぱいになる
ものすごくお金がかかる
気分が悪いときに野菜や果物を用意するだけで（買い物に行って、洗って、切って、後始末をして、残りを保存して……と）、とても大変になり、おまけに道具の手入れがものすごく大変になる
ほかの料理を作る気力がなくなる
体が冷える

繊維質のとりすぎでお腹を頻繁に壊す
すきっ腹に飲むジュースで気持ち悪さが倍増する

・毎日大量にとるといいとされている国産無農薬のレモンを食べ続けてみました。すると、
季節によって手に入らないことがある
費用が高くかかる
胃や口が荒れ、痛くなる
酸味で吐き気をもよおすときがある

結局、まじめに半年以上がんばって続けても、がんは消えるどころかしっかり転移が見つかり、手術することになったのは、これまで述べてきた通りです。私の場合は、体の調子を悪くしただけでした。

確かに生のフレッシュジュースは上手にとれば体にいいでしょう。でも、私のように消化器系のがんになった人には無理があります。あと一つ、ものすごく引っかかったのは、この手の本のなかの体験記によくある「私の妻が献身的に毎日、本にあることを守った食

事メニューとジュースを作ってくれ、本当に感謝しています、云々」という記載です。大概、自分で作っていない、奥さんだったり娘さんが作ってくれたものを口にする男性の体験記です。では、作ってくれる人が病気になったら、誰がこの面倒なルールのあるメニューを作ってくれるのでしょう？

体調の悪い人が自分で作るのであれば、それなりに簡単に作りやすいものでないと、かえって具合が悪くなったり、どこかに無理が出てくるように思います。

働く女性にとっては、手間をかけて作っても治らないようでは、ただ時間の無駄になってしまいます。自分のためにそれを作るだけの時間とお金、体力があるのかどうかもよく考える必要があるでしょう。

また、さまざまな本に出ている「あれを食べるな」「これを食べるな」という情報は、買い物に行っても外出をしても常に頭にこびりついて、ものすごくストレスになります。

食べ物に関しては現在、以前言われていたようながんとの因果関係が否定されている例が数多くあります。肉だけ食べる、お菓子ばかりで食事をとらない、大量に飲酒する、タバコを吸うなど、明らかに偏った生活や食習慣のある人は別として、ごく普通のバランスの取れた食事であれば、食とがんのリスクとの因果関係は解明されていません。

私の患った大腸がんでも、欧米寄りになった肉主体の食生活に問題があると言われていましたが、今は大腸がんのリスクを確実に上げる要因は飲酒にあると言われています。事実、私自身は草食獣と言われるほどの野菜好きで、肉はもともとあまり好きではなく、メインが肉か魚かを選べるメニューなら魚を選び、タバコは吸わず、お酒は弱いのでグラス一杯くらいしか飲みません。また三食をきちんと食べ、運動もし、大食いではないので暴飲暴食はしません。こうなったら、食習慣と大腸がんは関係ないと、みずから証明しているようなものです。しかし私は、食事で治せるならと思ってしまい、情報に踊らされ、バランスのよかった食生活をみずからわざわざ偏った食事に変えていました。

その結果として私が学び、実践していることは、自分の体に気持ちのよいこと、快適に過ごせることをするだけです。先にも書いたように食事日記をつけ、体調が悪くなるものはみずからの体に確認して食べるかどうかを決める。つまり一度具合が悪くなったことのある食材を、次は避けるのが一番だと思っています。

また「歯磨き粉」についての項でも触れましたが、加工食品、お惣菜、お弁当などを買うときも、原材料を見て、極力、自分がわかるもの、シンプルなものを買うようにすることです。たとえば記載が「鶏肉（国産）、しょうゆ、さけ、みりん、砂糖、醸造酢、鰹節《かつおぶし》エキス」なら明白です。しかし、実際に売られている食品の原材料についての記載は細かく複雑なものが多く、わけのわからない化学物質の名前もびっしり書かれています。私が実践しているのは、そういう食品をとるのをできるだけ避けること、それだけです。

もう一つ、私が実践しているのは、化学調味料は使わないことです。いわゆる「アミノ酸系調味料」と原材料の欄に書かれているものは使っていません。しかしこれはあくまで、私の場合はそうしている、ということです。それが体に悪いことが証明されているから使わないのではなく、私の体がこうした調味料を避けるからです。少量なら大丈夫ですが、口の中が過敏に反応し、気にせずにとってしまうと途端に口内が荒れて舌が痛くなったので、私は避けました。誰かがいいと言うからではなく、自分の体で確認し、自分が快適に過ごすために実践しています。

気づいた当初、家にある食品のほとんどに化学調味料が入っていたため、これを除外するのがとても大変でした。買い物に行っても原材料名を見てがっくりしたことがどれだけあったでしょう。いかに今まで、化学調味料について気にしていなかったかがよくわかりました。しかしコツがわかり、慣れてしまえば、高額の自然食品を売る店に行かずとも、普通のスーパーでもプライベートブランドで積極的に化学調味料無添加を謳った手ごろな値段のもので事足ります。そうした商品を売る生協や通販もあって気軽に利用できます。

働き盛り世代の女性なら、おそらく自分で食事を作っている人がほとんどでしょう。食事は毎日必要なことですから、ストレスが溜まらないように全部を手作りしようとがんばり過ぎず、上手に加工食品も取り入れながら、簡単で無理のない範囲でできることを実践する、それが一番だと思います。

現代医学以外の治療法、サプリメントの怪しさ

「これを飲んでがんが消えた！」「手をかざしただけで病気が治る」

こんな明らかに怪しいコピーなら、よほどの人でない限りやすやすと引っかかることはないでしょう。しかし、ふとしたことがきっかけで、知らないうちに怪しい治療やサプリメントの罠にはまってしまうことが、誰にでもあり得ると思います。

実際、がん治療をおこなっている人で、病院で処方されている薬以外に、サプリメントを飲んでいる人が多いのが現実です。ここでは、そのサプリメントをすべて否定したいわけではありません。ぜひ、そこのところは間違わないでください。

サプリメントや健康食品は、体に必要なものを補う、あるいは予防として摂取するのに役立つものがたくさんあるでしょう。しかし、できてしまったがんを治す場合、それはやはり「薬」という枠組みがあって初めて可能なのであって、健康補助食品や誰もが手軽に買えるサプリメントではあり得ないと思うのです。

「人間関係を思い切って整理する」の項でも触れましたが、私たちの周りには残念ながら人の弱みにつけ込んで商売をする人がいます。そういう人たちの巧みな口車に乗らないように気をつけるのはもちろんですが、難しいのはそうした人たちが提示する治療法や信念、宗教などを心から信用して、悪意のないまま善意でそうした商品を勧めてくる顔見知りの行為にどう反応するか、です。

外から温めただけでがんが治る？　体の内部にあるがん細胞が死ぬほどの温度まで外から手軽な治療器で温められるなら、もうとっくにみんな実践しているでしょう。また、患部に外からそのように高い温度のものを近づけたら、皮膚は焦げてしまうでしょう。しかし、そういう商品を売る側の言い訳はいくらでもあります。

「これを薬として認めると製薬会社が儲からないから」「治療が難しいがんもこれで治る」などなど。本当でしょうか？　こうした言葉を事実だと認めたら、医者はいりません。信じて散財する前に、まずは疑ってみてください。そして、周りの冷静な人に相談してみてください。病気のときは、健康なときより判断力が大いに鈍っているからです。

知らぬ間に陥る怪しい治療——ぎっくり腰からがん治療?

とても慎重で冷静な私でも、右に述べたような怪しい罠に、危うくはまりそうになった経験があります。

最初の手術直後から右足のひざ裏にだるい痛みがあり、足を下におろしていると強い痛みが出るようになりました。ひどいときにはひざ裏から足先、腰のほうまで一本の神経に響くような痛みが出ました。術後の何かしらの影響であることは間違いないのですが、この痛みを訴えても、医師はとくに取り合ってくれません。「たいしたことじゃないのかな」「そのうち治るのかな」と思っていましたが、一向に痛みがなくなりませんでした。

退院から五ヵ月後、退院後初の旅行があと数日に迫った梅雨のころ、そんな痛みをかばいながら仕事に復帰していたせいか、あるいは気候のせいか、ぎっくり腰になりました。そこで、鍼灸院《しんきゅういん》で治療を受けることにしました。そこの治療で腰の痛みはなくなり、旅行が無事にできたのですが、鍼灸治療は自分と相性がいいようだと欲が出て、治らない足の痛みを治療するため、別の鍼灸院へ行くことにしました。

新たに通院し始めた鍼灸院は、鍼灸とはいえほとんど鍼《はり》による治療はせず、気功やOリングテストを中心とした治療をしていました。確かに肩の痛みや骨格のゆがみによる痛みは治り、足は、置き鍼をしてもらって痛みが和らぎました。しかし、その通院の途中で私のがんが肝臓に転移したことがわかり、そのことをうっかり鍼灸師に話してしまったのです。これが、危うくはまりそうになった私の場合の罠の始まりでした。

最初はその鍼灸師が病院へ通う前の緊張を緩め、勇気づけてくれることに感謝していました。腰や肩の痛みが取れるなら、がんに関してのあれこれの話は聞き流せばいいというくらいの気持ちの余裕もどこかにありました。ところが、あるときからこの鍼灸院の受付の人が治療の途中で顔を出すようになり、がんに関する資料や自分が参加して勉強している会の資料、健康食品など、いろいろなものを渡されるようになりました。ちょっと鬱陶《うっとう》しいと思いながらも、真剣に取り組んでいるのを邪険にする気にはなれませんでした。

ある日、「すばらしい内容の映像があるので見てね」と渡されたDVDがとても古い内容で、映っている病院の映像は明らかに一九九〇年代のものでした。まだビデオテープが使われていた時代の映像をDVDに焼き直したもので、こんなに古いがん治療の資料を見て勉強している会なんてろくなモノではない、と正直、思うようになりました。

それが、注意しなければと思うきっかけにはなりましたが、そのころ鍼灸師に「肝臓に転移したがんは二ミリもないような、ほとんどないに等しいものだから大丈夫」と言われ、私自身少し期待しながら病院の検査を受けてしまいました。しかしPET、CT、エコーともに結果が合致し、一センチのがんがあることがわかり、再手術が決まりました。

ここで鍼灸師とこの治療院への不信感は一気に高まりましたが、極めつきは、私の再手術決定を伝えたとき受付の人が言った「何で手術なんて受けるの。あなたが私の娘や妹だったら絶対に受けさせない」の一言でした。

おそらく、これを聞いた私の顔に不快感が表れたのか、慌ててその後にフォローする言葉を並べていました。しかし「時すでに遅し」です。私がこの治療院を訪ねることは二度とありませんでした。しかしもし、自信にあふれた「あなたのがんはない」という言葉を信じたら、病院へ通うのをやめる人もいるかもしれません。

こういう、がんに関する自信満々の言葉や治療はいったい何だったのだろう？　という疑問以外、今の私には何も残っていません。ここで散財をしなかったら、仕事ができなかった日々のお金の足しになったのでは？　あのまま元の鍼灸院へ行ったほうがよかった、がんのことなんて話さなければよかった……など、深い後悔の念が残っています。体や経済的な心配事などで心が不安定になっていると、ちょっとしたことにもおびえ、すがるものがほしくなるのも当然のことのように思います。私は最初から病院に通うことをやめる気持ちがなかったので、二人めの鍼灸師の言葉が信頼できるものでないと早くに気づき、結果的に大事には至りませんでした。しかしもしこの言葉を信じて、最初は手術できる人きさだったがんが、通院をやめたために進行して手の施しようのない状態になっていたらと思うと、恐ろしくなります。何度も言うように、初めから悪意を持った詐欺師のように誘うのではなく、ある一つのことを信じきっている悪意のない人が、本当に曲者なのだと思います。私の場合は治療法でしたが、怪しい宗教を信じてしまう場合も同じようなことが起こるのではないでしょうか。いつでも一呼吸おいて「これは大丈夫？」と確認すること、冷静になること、信頼できる人に話すことを忘れてほしくありません。

9

見守る人々

家族や友達、あなたの大切な人ががんになってしまったら、なんと声をかけたらいいのでしょう。お見舞いには何を持っていったら喜ばれるのかな……。これからどうやって付き合っていけばいいのかしら。遊びに誘ってもいいの？　と悩んでいませんか。

病気のときは、誰しも不安になり、孤独を感じ、とてもさびしさを抱えています。患者側から言うと、周りの人の声かけ一つで元気になれたり、勇気づけられたりします。そういう一言に感謝の毎日ではないでしょうか。しかし、時には、何気ない一言に傷つくこともあります。また、ちょっと困ってしまうお見舞いもあります。

お見舞いは来てくれるだけで十分

病院へのお見舞いの品は、昔ならお花、果物が定番かもしれませんが、今はそのどちらも不要です。自宅へ帰ってからなら大歓迎！　のお花も、個室でなければ置くところはないし、手入れをしてくれる人がいるなら別ですが、病人みずから、水をやり、枯れた花を取り替えることなんてできません。

　また、食べ物にも気をつけてほしいものです。怪我で入院しているならともかく、食事制限がある人には、食べ物が近くにあると目の毒ですし、病院ではあまり動かない病人に合わせたカロリーの食事が出ているので、本人からの要望がない限り、食べ物はやめたほうがいいと思います。とくに、消化器系のがんの人には厳禁です。

　では何を持っていけばいいの？　と思うかもしれませんが、何もいらない、もしくは必要なものを聞いてもらえればありがたい、というのが私の考えです。

　人によっては、映画のＤＶＤとか、雑誌とか、ゲームソフトなんていうこともあるでしょう。

　私なら、書籍類です。雑誌でも漫画でも、ついでに今ある本を交換に持って帰ってくれたら万々歳です。ほかに、私はタオルや腹巻きを頼んだこともありました。

　だけど、顔を見せて、普段と変わらぬ話をして気晴らしをさせてくれるだけで十分でした。これが本音です。たとえ見舞いに来られなくても、メール、時には電話で近況を話してもらえるのもうれしいことです。また、入院中のお見舞いよりも、退院し、社会から取り残されてしまったように感じているころにもらえる連絡は、どんなお見舞いよりも、とてもありがたく感じるのではないかと思います。

ついでに言うならば、長居はしないことです。せいぜい二〇～三〇分がいい時間ではないでしょうか。患者側からは、来てくれた人に「帰って」とは言いにくいものです。

大丈夫？と聞かないで　1

周りの人には病気の人の本当の状態がなかなかわからないので、つい「大丈夫？」と尋ねてしまいます。たとえば一緒に出かけているとき、疲れているようだと感じて「大丈夫？」と声をかけられれば、そのときの状態に応じて「大丈夫、大丈夫」と余裕で返事をすることもできます。

しかし、あまり何度も何度も尋ねられると、ものすごくつらくなります。つい、「だから、大丈夫だって言っているじゃない！」と言いそうになります。逆に、本当につらくなったときに、「つらい」の一言が言えなくなるのです。様子を気にしてくれるのは本当にありがたいことですが、そんなに心配しないで！　と私は感じていました。ほどほどにお願いします。

大丈夫？　と聞かないで　2

病気や治療、検査のことを尋ねられ、説明したあとに「……で、大丈夫なの？」と聞かれることがあります。この「大丈夫」は、言われれば言われるほど不安になります。

がんは痛みなどの自覚症状がないうちに、検査で発見される場合も多く、本人にも何がなんだかわからずに混乱をしている場合もけっこう多いと思います。自分自身の体に毎日のように「私は大丈夫なの？」と問いかけ、不安な日々を過ごしているのです。

また、検査を受けて結果を聞くまでの時間は毎回とても長く、不安な時間です。間違っても、ここで「大丈夫？」なんて聞かないでほしいのです。自分でもまったくわからず答えようがないうえに、本人が一番、大丈夫か知りたいのですから。そういうときは、イライラしていても、落ち込んでいるように見えても、そっとしておいてあげてください。このときの気持ちは、全然大丈夫ではないのですから。

時には必要、叱咤激励

周りの人がやさしくしてくれる日々が続くと、時には、甘えやわがままも出てきます。どんなに心配して励ましてくれているのか、それをわかっているのに、つい見守ってくれる人に対して、傷つける言葉を言ってしまうこともあります。そんなときは、病気だから仕方がないと見過ごすばかりでなく、いけないことはいけないと、時には、叱咤《しった》してほしいと思います。

私も、いつもいつも励まし、勇気づけてくれる友人に、いつの間にか甘えが出てひどいことを言ってしまった経験があります。

彼女は関西に住んでいて、年に数回しか会えませんが、いつも私の心の支えとなってくれている「心の友」です。彼女は臨床検査技師として働いていたのですが、お父さんが認知症を患い自宅で介護もしていて、妹さんはここ数年膵臓《すいぞう》が悪く、一〇回以上の入退院を繰り返していました。彼女は、私にとっては入院や診療のアドバイスをくれるありがたい先輩ともいえる家族に囲まれているので、病状などについては本当に詳しいのです。私が悩んでいると、いつも的確な助言や励ましをくれるのですが、妹さんと私の間では「でも、元気なおねえちゃんには、病人の私たちのことはわからないところがあるよね」とやり取りをしていたことがありました。

ある日、何かを相談したときの返事に釈然としないものがあり、私は、

「どうせわからない」

この言葉を彼女にぽろっと言ってしまったのです。しばらく間をおいて送られてきたメールには、「わからないから一生懸命わかろうと努力をしているのに、それだけは言われ

たくなかった」とありました。

いつもやさしく、辛抱強く声をかけてくれる彼女に、私は知らず知らずのうちに甘えきっていたのです。相手のことも考えず、病人だからと甘えて、ひどいことを言い、大事な友達を傷つけていました。

これを言われたとき、私は自分の甘え加減にハッとしました。彼女が、病人だから仕方がないと思わずに、正直に自分の気持ちを言ってくれたことにとても感謝をしています。

そんな彼女は、お父さんを看取った後、ずっと心の中で温めていたことを実行しました。私や妹さんの「病人の気持ちはわからない」という言葉を跳ね返すかのようなすごいことです。長く勤めていた臨床検査技師の仕事を辞め、四〇歳を過ぎてから看護学校に入学し、看護師になったのです。長く医療関係の仕事に従事し、また身近に病人をみていた彼女の、もっと病人の気持ちに寄り添いたい、理解したいという気持ち、そのものを表現したような行動でした。

こういう行動を見ても、彼女が本当に私のことを思って、気持ちをわかろうとしていてくれたことがくみとれます。それなのに、私はなんてひどいことを言ってしまったのでしょう。

心から感謝している人に対しても、知らずに甘えが出て、その人から見たら自分が「嫌な人」になってしまうことがあります。これからも長く付き合いたい大切な人であれば、病人であっても時には甘やかさずに、叱咤し、そして激励してください。

「私ならやらない」なんて気軽に言わないで

抗がん剤治療や副作用のことを尋ねられて話すと、「わあ、つらそうだね。私にはできるかな」と言われることがあります。これには、「そうだよね。私も病気になる前だったら、そう思うよ」と気軽に答えられます。

しかし、「私だったらやらない」とか「そんなにつらいのに、よく続けられるね。私ならやめちゃう」と平気で言い切る人がいます。ちょっとした違いに感じるかもしれませんが、これにはひどく傷つけられます。

人には、いろいろな意見や考えがあって当然です。言葉にするのも自由です。抗がん剤治療に対しては、絶対拒否の強い信念を持っている人もいるでしょう。だけど、相手が友達なら、しかも現在進行形でその治療をしている人なら、そんな言葉を言ってしまう前に、ほんの少しだけ想像力を働かせてみてください。

抗がん剤治療は、その治療自体が痛い場合もあるし、副作用に苦しめられるものもあります。そのために仕事を休んだり、辞めたりしなければならないことがあるうえに、高額な治療費がかかります。「治療をしなければ普通に過ごせるのに」「治療をすると具合が悪くなる、だけど元気になりたい」「もう再発や転移は嫌だ」という思いで、覚悟を決めて治療をしています。具合が悪くなる治療に、好き好んで高いお金を払う人なんて誰もいないと思うのです。

だから、気軽に「私ならやらない」とは言わないでほしいのです。本当に、自分がその立場になったとき、あなたはやらないのでしょうか?

あなただけじゃない、あなたの子どもや家族ががんになり、つらいけれど治療をすればよくなるかもしれない、それでも「私ならやらない」「やらせない」と言えますか? もし、自信がないなら、「やらない!」と、気軽に言わないでほしいのです。

能天気な友の誘いはありがたい

外から痛みが見えない病状は、周りの人に気を使わせるものです。

私も最初の退院後は、アクティブに動き回る元気な人という印象が強いせいか、周りの誰もが私に対して腫れ物に触るような接し方をしました。私を表に連れ出していいのか、食事に誘っていいのか迷っていて、私との間に透明の膜があるような、触りたくても触れない距離感がありました。いくら私が、「自分で大丈夫なときには外に出るから」「具合が悪ければ言うから」と言っても、周りの人は神経質になっていることがよくわかりました。

そんなとき、ありがたかったのは二〇年以上の付き合いのある元会社の同僚の存在です。彼女はいつも前向きで、人生を楽しんでいるのがありありと伝わってくる人です。彼女は誰よりも愚痴をこぼす機会が少なく、具合の悪いときはめったになく、ドタキャンもせず、いつ休んでいるのかわからない、時にはその行動を見て「能天気すぎじゃない？」と笑ってしまうほどの稀有な存在です。

そんな彼女は、私ががんになる前と変わりなくいつでも「ご飯に行こう」「映画に行こう」「旅行に行こう」と気軽に誘ってきました。私が「具合が悪くて行けない」「無理、無理」と言うと、「あ！　そうだった」と私が闘病中であることをまるで今思い出したように「ごめん、ごめん、また次にね」とか、「治ったらここへ行こう！」と、本当に懲りずに誘ってくれたのです。

彼女との距離感を見ていた周りの人も安心したのか、今では「調子がよかったらどう?」と気軽に私を誘ってくれるようになりました。一見、能天気と思える彼女のお誘いは、家に籠りがちな闘病中の身には、病気を忘れさせてくれる本当にありがたいものでした。

実際は、がんになる前と同じような行動はできないかもしれません。周囲からの誘いにも、いつも応えられるとは限りません。でも、いつもと同じように接してもらえるのは、本当にうれしいことです。断られるのを覚悟で声をかけてくれたら、闘病中の人はきっとうれしいと思います。

10

治療の終わりと
社会復帰のための
メンタルケア

「まえがき」で書いたように、がんはすぐに死に結びつく病気ではなくなりつつあります。そのため、いったん治療が終わっても、病気と向き合いながら、定期的な検査を続けながら社会復帰し、長く病気と付き合って生きていく人が増えています。

抗がん剤治療や放射線治療などがんの治療は、「○○回おこなう」とか、「半年」「一年」というように、回数や期間が決められているものがほとんどです。高齢の方であれば、短い回数で済む治療も、働き盛りの年齢であれば、長くかかることもあるでしょう。

そんな治療もやがて終わりを迎え、やっと解放される時期が近づいてくると、うれしさでいっぱいになると思うかもしれません。

おそらく、同じような経験をした人でなければ、「よかったね」「やっとだね」「これからは好きなことができるね」と、いろいろな喜びの言葉をかけてくると思います。

しかし実際には、手放しで喜び、うれしさいっぱいだと感じる人ばかりではなく、思わぬ心の不調に戸惑いを感じる人もいると思います。

この本の最後に、そんな不安を抱えた方のために、前向きに今後の生活をとらえられるように、社会復帰を目指す人のための心の問題を取り上げてみました。

治療が終わりに近づくからこそ生じる不安

このテーマはとくに、自分の仕事で生活を支えて生きてきた人や、家族を養わなければいけないシングルマザー、介護をしながら闘病してきた人、共働きでがんばってきた人など、治療の終わりと同時にすぐに仕事復帰をしたい、収入を得る仕事に就きたい、そうしなければならないと思っているような人たちにとって、切実になるはずです。

たとえば経済的に余裕があったり、すでに仕事をリタイアした人、治療に専念できた人や自分以外の家族に働き手、稼ぎのある人がいて、これまでも自分が家計の担い手ではなく、これからすぐに社会復帰して稼ぐ必要はない人だとしたら、周りの人が感じる通り、治療が終わることは万々歳、心から喜べるうれしい出来事になるのではないでしょうか。

しかし、治療の終わりと同時にすぐに本格的に仕事に復帰し、今後の生活のためには一分でも早く収入を得たいと思っている人の場合、治療が終わるのがうれしいのと同じくらい、社会復帰への大きな不安で、えも言われぬ恐れにさいなまれる人もいると思います。

休職扱いを受けていて戻れる職場やポストがある、そういう一見恵まれた人にとっても、「今まで通り働けるだろうか」「後れを取っていないだろうか」「周りの目は……」と考え始めると不安でたまらなくなるのではないでしょうか。

そしてもっと深刻なのは、病気によってすべての仕事を失った人たちです。日本では残念ながら、がんになったことで仕事を失う、仕事を手放さざるを得ない人がたくさんいます。実際には働き盛りの年齢であるにもかかわらず、四〇代、五〇代の人の再就職への道は厳しいのが現実です。また「正社員になれるのかしら」「病気のことは面接で言うべきだろうか」「新しい職場では病院に行く日に休めるだろうか」「また病気になって休むことになったら、どうなるんだろう」……など、さまざまな思いが頭をよぎるはずです。

私自身も大きな仕事を手放し、病気の後は、ほぼゼロからの再スタートを切りました。おかしな言い方かもしれませんが、まじめな人であればあるほど、これまで仕事ができない自分をなんとか納得させていた「病気治療」という大義名分がなくなり、仕事をしていない自分への後ろめたさや、稼げないことへの焦りが、急に湧き上がってくるのではないでしょうか。

私は、がんを宣告されたときより、この時期のほうが心のバランスを崩しやすいのではないか、とさえ思います。病気を宣告されたときは、突如として大きな衝撃に襲われ、ショックを受けますが、やがて、何とか克服しよう、がんばろうという前向きな気持ちにもなれます。しかし、この治療が終わる時期の不安は、まるでノックアウトされたようながん宣告のパンチではなく、じわじわと繰り返し襲ってくるボディブローのようなパンチとして効いてきます。

長く抗がん剤治療をしている人なら、薬の副作用による具合の悪さで少しうつ気味になっている状態にこの難題が加わると、冷静に考えたり前向きに考えることができなくなるのも当然だと思います。本当に頭が混乱し、どうにもわけがわからなくなったら、思い切って心療内科やメンタルクリニック外来を受診することを、私はお勧めします。

「私には、生きる価値があるのかな」「この先どうやって生きていくのか皆目見当がつかない」「ああ……、もう生きている意味がわからない」「なんで助かっちゃったんだろう」などとマイナスなことばかりが頭に浮かんでくるようなら、危険のサインだと思います。

何かしらの対策をとる必要があります。自分でもおかしいかなと感じるうちなら、セルフケアでこまめに対処することも有効かもしれません。でも、自分の気持ちを専門家に吐き出して、治療が必要かどうか判断を仰ぐのも一つの手だと思います。

専門家に頼る

深刻な状況にならないうちに、社会復帰を前に自分の心を整理し、前向きな思考が少しでもできるように、専門家の意見を聞いてみるのは大切なことです。

考えることがたくさんあったり、ショックを受けてパニック状態になると、脳の中のホルモンバランスが崩れ、正しい判断ができなくなるといいます。大きな病気をしていれば、このバランスが崩れるのも当たり前ではないでしょうか。まして女性には、月経によるホルモンバランスの変化や更年期によるホルモンバランスの崩れもあります。ＰＭＳ（月経前症候群）、更年期、抗がん剤、社会復帰への不安、今後の生活、家族のこと、これらの問題が複合的に絡み合えば、自分では収拾がつかなくなることもあるはずです。

そんなときは、正しい専門家の判断で薬を飲んだり通院による治療を受け、ホルモンのバランスをとることが必要になると思います。

メンタル面の治療も婦人科の治療も、できれば、がん治療を受けている病院で受けるのがよいと思います。しかし適切な科がないのであれば、治療内容を共有してもらえる連携のとれた病院を紹介してもらうのがいいと思います。とくに、メンタル外来で薬を処方されるようなときは、今飲んでいる薬との問題がないかなど、カルテの内容が重要なので、自分で勝手に受診するのではなく、主治医と相談してみるのがいいでしょう。

がん治療は、そのときの状態や検査結果次第で、その後の治療予定も薬も変わります。また、同じ薬でも人によって反応はさまざまで、なかなか思い通りに効果が出るわけではありません。そういう状況の変化が起きるたびに、心も揺れ動きます。「本当に治療は終わるのか」「社会復帰しても大丈夫か」などなど、日々考えることも増えていきます。

しかし、考えても、どうにもならないこともあるものです。「どうにかなるさ」という考えを持てるようになること、少しでも頭を休める時間を持てることが大事ではないでしょうか。そのためにも、専門家の意見や治療が必要だと思います。

今では、このような外来を受診するのは当たり前のことで、恥ずかしいことではありません。自分一人で解決しようとせず、今後の生活のために、勇気を持って受診してみてください。きっと心が軽くなる方法が見つけられるはずです。

社会復帰への不安と「うつ」——私の場合

私自身も、あと数ヵ月で抗がん剤治療が終わると言ってもらえてから、自分でも不思議なことに、「バンザーイ！　これで好きなことができる！　思い切り仕事ができる！　旅行にも行ける！」といううれしさでいっぱいになると思いきや、そうはなりませんでした。やはり三年以上にわたる闘病、加えて二年半の抗がん剤治療の期間は私にとって長く、みるみるうちに減る貯金やずっと休んでしまった仕事への不安、自分の年齢、衰えた体力など、現実を見つめれば見つめるほど、心は重く、気持ちは沈んでいきました。

当初は、二度目の手術後一年間の予定で始めた点滴を併用したつらい抗がん剤治療が終われば、がん治療そのものも終わりだと思っていました。その抗がん剤治療は一一月に終わる予定だったので、年内に仕事のことを考えながら体力を回復させ、年明けの三月までに仕事を準備し、四月には復帰しよう、などと考えを巡らしていたのです。

しかし実際には、一年経たないうちに、その抗がん剤治療によるアレルギー反応が出たため、ほかの抗がん剤による治療を続けるかどうかを決めなければいけない事態になりました。そのときに初めて、当初一年間予定されていた抗がん剤治療だけで治療そのものが終わるわけではないのだ、という事実を知りました。最初の抗がん剤治療が一年の予定だっただけで、その後は別の抗がん剤治療をおこなう予定もあったわけです。その、別の抗がん剤の使用が、予定より少し早まったというだけだったのです。

そのとき私に示された選択肢は、次の三つでした。

・アレルギー抑制剤を使って、これまで通りの治療を予定の回数続ける
・予定を早め、別の抗がん剤治療に切り替える
・治療をやめる

このときを境に、私は自分でもうつ症状を自覚するようになりました。物事が予定通りに進まないのは、この病気になってから何度も経験済みでしたが、さらに新たな選択を迫られて頭の中はもう満杯となり、思考力が鈍っていることがわかりました。私の場合は、

友人のがん経験者に相談したり、たまたま仕事関連の会合でお会いした著名な統合医療の医師に、どうすべきか尋ねることができるという幸運に恵まれ、「今は抗がん剤治療をやめるべきタイミングではない」という共通した回答を得られました。そうして何とかこの窮状を切り抜けたのですが、一人で考えていたら、このときもっと深刻なうつ状態になっていたかもしれません。

私は、新たな抗がん剤治療を投薬により一年続けるという選択をしました。しかしこの、新たな治療がまた「一年」続くという現実を前に、一旦は持ち直したうつ症状も、再び悪化しました。さらに本格的に気持ちを落ち込ませたのは、比較的副作用が軽いといわれていたこの抗がん剤が、私の体にまったく合わなかったことです。

副作用が軽いなら、手術前におこなっていた投薬による抗がん剤治療のように、仕事をしながらの治療が可能です。しかし、この薬を服用している期間中、私はほぼ寝たきりにならざるを得ませんでした。動けないのです。これまでの薬と違い、四週間飲んで一週間休むというサイクルの治療でしたが、あまりのだるさと吐き気、白血球数の減少に、二サイクル目の途中でギブアップしたのです。この治療は中止し、以前使っていた薬の量を増やして新たに治療を始めることになりました。しかし、この薬が合わなかったことは、私の心に大きなダメージを与えました。

社会復帰ができるのだろうか、以前のようにきちんと稼ぐことはできるのだろうか、新たな仕事先は順調に見つけられるのだろうか、もう問題が山積で、生きていくことの意味や価値さえ見失ったほどです。なんということもない風景や言葉に激しく傷ついたり、他人につっかかりたくなったりして、「ああー、このままでは自分が自分でなくなってしまう」と感じた私は、診療の際、うつ状態になりやすい自分の現状を医師に話しました。二度目にそんな話をしたとき、主治医から「病院内のメンタル外来を受診してみる？」と尋ねられました。予約をしてもすぐには受診できないほど混んでいると聞き、深刻な症状が出ないうちに何とかしようと考え、メンタル外来の受診を決めました。

実際には、予約から受診まで一ヵ月もかかり、その間に合わなかった薬の副作用も癒え、新しい抗がん剤で容態も安定し、一年予定されていた治療が半年の予定に変更されました。また、友人の励ましを得、自分でもさまざまなセルフケアを実践したことで、心はかなり冷静さを取り戻すことができました。

結局、私の場合はうつ病でも更年期症状でもなく、考えることがたくさんありすぎて頭の中が満杯になり、前向きに考える余裕がなくなったことによる一時的な枯渇状態という診断でした。しかも、すでに自力で立ち直っているということで、投薬も通院も必要ありませんでした。

医師によると、実際、私自身が実践していたハーブティーや呼吸法、軽い運動はうつの改善には有効な方法で、今後も継続することを勧められました。

専門家に話を聞いてもらい「大丈夫」と言われることは、専門家でない人から言われる「大丈夫」とは全然違い、大きな力になります。また、「どうしてもだめだと感じたり、つらいときはいつでも受診してください」と言われることは、助けが必要なときに訪ねる先があるという安心感につながり、大きな励みになると感じています。

がん患者（経験者）も情報発信しよう

通院によるがん治療も可能となり、仕事をしながらの闘病も可能になったといわれて久しい現在も、残念ながら、がん患者の就労環境は厳しいのが現状です。産業医と連携し、復職を支援する大手企業も出てきてはいますが、復職した社員の負担を軽減するため配置換えなどの措置をとる企業は一割程度しか見られません。

がんになったことで離職、転職する人は五割を超え、みずから離職する人は三割ほどいるといわれています。もちろん、闘病のつらさによってそうした選択をする人もいますが、がんという病気とその患者についての周囲の無理解がそうした選択に影響を与える場合も多くあります。雇用側の複職支援不足のみならず、日本人独特ともいえる患者自身の周りへの遠慮、つまり社会の目を気にして患者から離職するケースもあるのです。

二人に一人ががんになるといわれても、多くは六五歳以上の退職後の世代であり、二〇代から六五歳までの就労世代でのがん患者数はがん患者全体の約三割です。働き盛りの四〇～五〇代となればさらに少ないことが、企業などのがん経験者への支援の取り組みが進まない要因の一つと考えられます。がんになった後で仕事に復帰しようとする人は、がんを経験していないことによる上司の無理解、「前例がない」という理由で厳しい職場環境に甘んじざるを得ないケースにも直面することでしょう。

二〇一四年の段階で、がん患者の働き方について、国でも対策が論じられるようになってきました。少しずつですが、がん患者の置かれる環境が改善の方向に向かっていることは確かです。しかし、まだまだだと思います。会社勤めの人なら、できる限り休暇制度などを利用して、やめないことが大事だと、私は思います。異動や周囲の目への不安があっても、とりあえず戻れる場所を確保できるならば、確保しておくことが大事だと思うからです。休職中に制度が良い方向に変更される可能性もあります。そして今、がん患者である人や私のようながん経験者ができることは、社会復帰に役立つ能力を身につけておくこと、社会から隔離されないように情報を得、さらに情報を発信していくことではないでしょうか。とくに自由業である人なら、情報発信は必須です。

日本では、就労人口の減少という側面からも、復帰したがん患者を見捨てることはできない時代になってきています。これからの豊かな生活のために、今後を生きがいを持って過ごすためにも、がん経験者も偏見なく働ける世の中になるよう、私たちも声を上げていく、そんな地道な行動もがん患者や経験者には必要だと思います。

復帰までの心の変化

私のような自由業は「お気楽でいい」と考える人もいるかもしれませんが、現実はそう甘くはありません。私自身もがん告知、仕事の中断、最初の入院、復帰、転移の発覚、抗がん剤治療、中断、手術の延期、再復帰、抗がん剤治療、中断、二度目の手術、抗がん剤治療、再々復帰、父の介護、中断、三度目の復帰……と続くなかで、何度も仕事の中断、キャンセルを強いられました。この五年の間に、仕事相手も世の中も変わっていました。何度も仕事をキャンセルすれば、信用第一のフリーランス業は同じ依頼主の仕事へは戻ることが難しく、ほぼゼロからのスタートになるからです。

休んでいる間にできることは何か？ 新聞を読む、自分の仕事に関連するセミナーや講演を聞きに行くなど、お金をかけず、体調が悪くてもできそうなことを考え、世間から離れない努力は常におこなっていました。そのほかに、パワーポイントを習う、フェイスブックを使う、ＨＰを作り直すなど、自分の仕事に役立ちそうで家でもできること、社会とのつながりや情報発信ができることもやっておきました。

しかし、病気になる前のような多くの仕事や収入を得られるようには、いまだに至っていません。ましてや自由業は休職手当、失業保険などの社会保障もありません。会社勤めを始めるにも、経歴や年齢がネックとなります。一度仕事を離れれば、会社員でも自由業でも、社会復帰が難しいことは同じではないでしょうか。

復帰に向け準備をしていた時期に参加した、社会保障について勉強する患者会で、「私のようなフリーランスは治療により仕事ができない場合はどうしたらいいでしょう」と質問したところ、ある看護師から「生活保護ですね」のあまりにも素っ気ない一言を返されました。当時はまだ勉強不足で、生活保護についての知識に乏しく、何の説明もないまま言われた「生活保護」の言葉にはひどく傷つけられました。

それまで「生活保護」に対しては、通院に不可欠な車や、ほかの財産を手放すなどのイメージしか持っていませんでした。しかし高額な抗がん剤治療をおこなっていて、病気のため働けないがん患者のなかには、支払えない医療費の一部を「生活保護」の名目で受給している人が実際にはかなりいることを後で知りました。もちろん受給資格についての認定審査が必要ですが、闘病後の社会復帰を考えている人で、生活に困窮している人ならば、迷わずに住んでいる地域の福祉事務所で相談してみることをお勧めします。

その後私が完全に復帰できる態勢になったのは、最初の告知から七年目でした。実に長い道のりでした。最初のうちは蓄えもあり、仕事も、量を減らしても続けました。さらに転移がわかった後や最初の抗がん剤治療のときも、仕事は続行しました。ほぼ仕事ができない状態になったのは、治療の半年後に二度目の手術の予定が決まったときです。

このときすべての仕事をキャンセルしたのですが、この手術は延期されました。さらにその半年後に手術が実行され、最初よりも強い抗がん剤治療が始まり、その副作用で仕事ができる状態ではなくなりました。この三年で貯金も社会とのつながりも減り、一日でも早く仕事に復帰したい、稼げるようになりたいとの気持ちは強まるばかりでした。

とくに、治療が終わって体が働ける状態になったとき、父の介護が始まったため、働きに出ることがままならなくなり、「でも働かなくては自分の人生が立ち行かない」と感じていたころが一番苦しい時期でした。

ついには重い更年期症状や突発性難聴を発症してしまいました。なかでもつらかったのは、同じ状況の人が周りにいないことでした。同世代の友人にがん患者は数人いましたが、多くは乳がんで、私と同じ大腸がんの人、転移を経験している人や親の介護を毎日している人はいませんでした。また、本人以外に旦那さんの収入があるため、早く仕事に復帰して収入を得たいと切実に望むのも私だけ、という状況でした。どれほど仕事をしたいかの思いは、がんを経験した友人ともなかなか共有できず、孤独感は日々募りました。そのストレスから突発性難聴は繰り返し再発し、つらい日々でした。

このときには気持ちに余裕がなく気づくことはできませんでしたが、たとえばメディカル・カフェのような、病気を持つ人が自由に話せる場所を知っていたら、ここまで孤独感を感じずにいられたのではないかと今は思います。こういう場所では、医者には話せない内容も、同じような経験を持つ患者やその家族と話ができるからです。

父を看取った後、やっと仕事復帰ができるようになりましたが、すぐに「はい、どうぞ」とでも言うように仕事が来るわけではありません。ほぼ一年は、まるで種を蒔《ま》いているだけの状態でした。しかしその一年の間に、一枚一枚薄紙を剝ぐように、ちょっとした心の変化、明るい兆しを自分の心の中に少しずつ感じられるようになったのです。「これまでと同じような仕事をし、稼ぐ」「都会の中心で働く」……こんな考えにばかりとらわれていた自分にも気づかされました。そして私は、この病気になる前と「同じようになること」に固執している考えを、根本から改めることにしたのです。

がんの体験から学ぶこと

がん告知を受けたころとは年齢も体力も社会情勢も違うのです。私は親の介護、通勤時間や交通費のこと、家から近い場所、あるいは家でできることはないか、地域の人たちとつながり地元に貢献できることはないか、好きなことや、やっていて楽しいことは何かなどについて、一つひとつ改めて考えていきました。

そして、仕事への固執した考えを持たないようにし、ずっと思い続けていた夢の実現に向け、行動を起こすことにしました。最初のがん告知から、六年目。私は家の近くに場所を借り、これまで培ってきた大好きな色や香りのお教室を開くことにしました。当初はどうしたら人集めができるかもわからず、危なげなスタートを切りましたが、半年が過ぎるころから徐々にお客さまが増え、五教室にまで広げることができました。

まだ以前と同じ収入を得るには至っていませんが、七年目になり、以前より心も体も健康だと感じています。もちろん、完全な復帰にはまだ道のりがあります。知識不足のために焦り、苦しんだこともあります。もっと私にさまざまな知識があれば、相談する場所や相手がいたかもしれません。もっと早く解決できたことも多いでしょう。しかし、自分自身の考えを変えることができ、以前と同じではない、同じである必要はないという発想の転換ができてから、私の中では、悩んだ先の光がようやく見えてきたのです。

世の中には、「がんになってよかった」「病気よ、ありがとう」といった、病気を機に悟りを得られたと言わんばかりの言葉がたくさんあふれています。しかし、自分は病気になってよかったなんて思えない、何の学びも得られない、つらいことばかりだった、と感じる人もいるのではないでしょうか。私は、それが当たり前と思っています。病気になってよいはずはありません。一生大きな病気をせずに天寿を全うする人もいるのですから、ならないに越したことはないのです。そういった言葉を語れる人が少ないから本にもなるのだ、くらいのスタンスでいればいいと思います。

がん闘病の苦しさを、他人へのねたみや憎しみの感情に転嫁するのは簡単です。ただ、病気になって、社会から少し離れた目線で周りを見るなかで、今まで気がつかなかった孤独感や孤立感、仕事を失う絶望感、医療現場などの知らなかった世界を知る機会を得ました。そういう経験を通して、心にひだがいくつも織り込まれ、弱者を理解する力は確実に育つのではないでしょうか。

「ありがとう」や「よかった」とまでは言えずとも、社会の厳しさ、社会的弱者の苦しみ、確実に訪れる老いや死について考え、高齢者の気持ちさえ疑似体験できるのですから、闘病も人間的な成長につながることは間違いありません。そうした経験を糧に、これからの人生を大切に生きようと考えられれば、それで十分だと思っています。

あとがき

　仕事も人生も脂がのり、責任が増す四〇代。引退を考える年齢ではないけれど、老後のことも少しは頭をよぎる、親の介護や自身の体力の衰え、更年期など、さまざまな人生の問題も押し寄せ始める時期です。

　働く女性であれば、定年を見据え、これからの人生設計について考え、悩むころでしょう。そういう時期に突然のがん宣告を受けたら……。何もかもが初めてで、こんなことが起きたらどうしよう、こんなにつらいことや嫌なことがあったらどうしよう、と最悪の事態を考えてしまいがちです。しかし、最悪の病状の想定は主治医に任せて、自分はどうしたら人生を楽しく過ごせるか、快適になるかを考えればいいのだと思います。

　既存の方法で生活することに不自由を感じても、「こんなものか」と諦めるのではなく、どうしたらより快適になるのか？　と考える。治療の中でできないことが増えたら、何か楽しくできることはないかと探してみるという具合に、自分の楽しさ、快適さにつながるよう、少しずつ考え方を変えるだけで、厳しい毎日も違って見えてきます。

私にとって、実際の闘病も、その後の社会復帰も甘いものではありませんでした。しかし、「あれもだめ」「これもだめ」と眉間にしわを寄せ、険しい顔をして過ごすより、楽しいことを想像して過ごすほうが、毎日が少しは楽になるはずです。私自身、今も、常にそうありたいと思いながら過ごしています。この本が、私と同じようにがん闘病中の人たちにとって、悩む時間を減らし、「楽しく、快適に過ごせるヒント」となり、役立つことを心から願っています。

巻末付録 色とアロマの効用

闘病中の人に——色と香りのアドバイス

心を明るく保つ色の工夫

私たちは毎日、着て行く服を何気なく選んでいるようですが、前夜用意した服を朝は着たくないと感じることがあるように、その時々の心のあり方が色に与える影響はけっこう大きいものがあります。そのときの自分の心と選んだ色が一致すれば、なんとなくうきうきし、着慣れない色で心が落ち着かないと顔も自然と下を向きがちです。体調が悪いときは、誰しも顔が下に向いてしまいがちですから、できれば自然と顔が上を向くような、気持ちのいい色の服を着たいものです。

顔が上向きになるには、大好きな色を着て気分を良くするのももちろんＯＫです。しかし、自分の心に合わせて選ぶだけでなく、意図的に人からほめられるような色、「顔色が良いわね」と言われるような色、気持ちが明るくなる色を選ぶことも、時には必要です。

自分で、「今日は体調が良いな」と思っていても、他人から「顔色が悪いよ、大丈夫?」

と言われれば、なんとなく具合が悪い気分になります。逆に「今日はちょっと調子が悪い」というときでも、「顔色が良いね」と言われると、本当に気分がよくなってきます。

自分でも、鏡で見た顔色が悪いより、いいほうが元気になれるはずです。

自分で気持ちを変えるために選ぶとよい色を、ここではご紹介します。その色を全身に使う必要はありません。上半身に着るものや、顔の近くに使うと効果的です。

視覚は、人間の五感情報の中で八割以上を占めると言われ、とくに色の占める割合は大きく、色を活用することは気分転換にとても有効です。服に使うのが無理という人なら、自分の持つハンカチやポーチなどの小物、お部屋に飾る花やカーテン、クッションなどのインテリアなど、目に入るものに取り入れてみましょう。

副作用のない楽しい方法なので、意識的に、でも気軽に取り入れてみてください。

気持ちを前向きにし、つらい通院に向く、黄色

あざやかな黄色である必要はありません。クリーム色でもいいし、ひよこのようなやわらかい可愛い黄色もあります。黄色に抵抗があれば、着やすい紺や藍色、深い紫の服にブローチなどでアクセントとして使っても綺麗です。服が大変でも、部屋に飾るお花なら簡

単でしょう。黄色いお花は、闘病中の単調な毎日にはいい刺激にもなります。

うつ気味で落ち込みそうなとき、食欲のないときには、オレンジ

太陽や食べ物をイメージさせるオレンジは、人に満足感を与え、健康や明るさと結びつく色です。味覚や嗅覚の変化で食が進まないとき、食卓回りに使うのがお勧めです。洋服に取り入れれば、他人に明るい印象を与えるので、気分がいいときの外出はもちろん、気分が沈みがちなときや、周囲から暗く見られて嫌なときには役に立つ色です。ただし、はっきりしたオレンジ色の服を着るのには抵抗がある人も多いでしょう。オレンジシャーベットやアプリコットのようなやさしい色なら、Tシャツやセーターでも使いやすくなります。私は、病院に持参する書類など病院用品をオレンジに統一しています。

入院中、闘病中の苛立ちを癒やす、ピンク

ショッキングピンクよりも、パステルピンクやサーモンピンク、ローズピンクがお勧めです。心がささくれ立って、とげとげしてしまうとき、人に対して優しい気持ちになれないときなどは、やさしいピンクを積極的に着てみましょう。ピンクには、攻撃性を抑える

効果があるといわれています。また、ピンク色を取り入れるときは、色だけでも十分に甘いので、デザインはシンプルに、甘すぎないものを選ぶほうがすてきです。洋服のどこかワンアイテムに用いてはいかがでしょうか。女性のホルモンバランスや若さの維持のために、下着やパジャマなど、素肌に着けるものに使うのに特に向く色です。

通院時は避け、強くありたいときの、赤

体が弱っているときには手を出しにくい色ですが、上手に使えば心や体を温め、積極的に明るく、強くなれる色です。真っ赤である必要はありません。臙脂《えんじ》やレンガ色、ワインレッドなど、自分の気持ちに合いそうなものを選んでみましょう。

ただし、短気で長く待つのが苦手な人は、病院で長く待たなければいけないときにはやめたほうが良いでしょう。また、炎症で赤くなる、怒りで真っ赤になるという言葉からも連想できるように、痛みがあるとき、イライラしているときは避けたほうが無難です。

話を冷静に聞きたい診察時や、気分を落ち着けたい検査のときには、ブルー

ズボンや上着であれば紺色もいいのですが、気分を変えるのに使ってほしいのは、湖や

小川をイメージさせるような水色や海のターコイズブルー、青空の明るいブルーです。壮大でさわやかなイメージが浮かぶ色です。小さなことにくさくさと悩んでいるとき、優柔不断で決められないとき、イライラするときには気持ちを冷静にし、呼吸をゆっくり大きく吐き出させるには、青がぴったりです。長い時間待たされる診察のときや、冷静に話を聞きたいとき、決断したいときなどに使うといい色です。

ただし、悲しい気持ちでふさぎこんでいるときは、気持ちがブルーのときです。こんな時には青を避けて、まずはグリーンやピンク、もう少し元気になったら黄色を意識的に取り入れたほうが、気持ちが明るく、楽になれます。

家でリラックス、ゆっくり話を聞いてもらいたいとき、疲れたときは、グリーン

森のような深い緑色やコケのようなモスグリーンの服なら着ても、意外と着ないのが普通の緑色の服ではないでしょうか。新緑の黄緑やミントグリーン、お抹茶、松葉など、緑にはたくさんの種類の色があります。緑の草や木々の葉に包まれていると、伸びや深呼吸をしたくなります。歩く速度ものんびりとして心身ともに安らぎ、リラックスでき安心できる色です。

心と体が疲れていると感じたら、緑で安らぎを得てください。着るものよりも、インテリアに取り入れやすい色でもあります。カーテンやクッション、観葉植物など、リビングや寝室にも、緑は合います。

使うのをやめてほしい色、黒

闘病中は、「思わず」だったとしても、気分を落ち込ませるような色である黒い服を着るのはやめたほうがいいでしょう。

全身真っ黒の服装は避け、できれば上半身に明るい色、やさしい色の服を着てみてください。

ほめられる色と似合う色――すっぴんのときに役立つのが「似合う色」

その人に似合う色は一色ではなく、肌の色を基本に髪、瞳の色に調和する色のグループで、イエローベースとブルーベースに分け、さらにそれぞれを二つにした四つを、四季の名前でグループ分けしたものが一般的です。

このことを知っていると本当に便利です。すっぴんのときに着るものを似合う色にするか、しないかで顔色が大きく変わるからです。似合う色の服と口紅があれば、とりあえずどうにかなる、と私は実感していて、病気で顔色が悪いときにはとても役立つと思います。体調が良いときに、こういう色の診断を受けてみるのも、気分転換になると思います（私のイリデセンスＨＰには、自分でできる似合う色簡易診断チェックがあります）。

似合う色を知るには、専門家に診断してもらうのが一番ですが、自分で顔映りを意識してみるようにするだけでも、着るものによって顔色が変わることがわかります。また、周りの人の声もヒントになります。着ているものの色ばかりを褒められるときは、案外顔に似合わず、色ばかりが浮いていることが多いものです。それより、「顔色がいい」とか「化粧ののりがいいみたい」とか「若々しく見える」と言われたら、それが、まさしくあなたに似合う色です。

部屋にかおらす香りの効用

医療現場でも活用されているアロマテラピーは、闘病中の心のケアや乱れがちな生活のリズムを作るのに役立ちます。朝昼には目覚める香り、夜には鎮静効果のリラックスする香りという使い分けをし、食欲を増す香り、心が軽くなる香りなど、時に応じて便利な使い方ができます。

不安や慣れないことで気持ちが昂《たかぶ》って眠れないときは、アロマの力を借りてみましょう。アロマテラピーの活用は、部屋に香らすだけでなく、植物油で希釈《きしゃく》してトリートメント（マッサージ）オイル、入浴剤として使うなどたくさんの用途がありますが、使い慣れない初心者の人でも手軽にその効果を楽しめ、しかも気分良く過ごすのに役立つのが室内芳香です。医療現場でもその効果が注目されている精油（エッセンシャルオイル）の「室内芳香」を試してみてください。安全で手軽な使い方です。

「室内芳香」は、電気で暖めるタイプのアロマポットがあれば一年中楽しめますし、加湿器と一緒になったタイプのものは、冬場に活躍します。お金をかけたくないのであれば、家にあるマグカップやカフェオレボウルなど陶器のもの（金属製やプラスティックは不可）を用意して、お湯を張ってその中に数滴垂らして使えばいいでしょう。

香りをかいで「いい香り」だと感じたものがあればそれを使えばいいのですが、比較的好き嫌いのない柑橘を中心にした、私のお勧めレシピをいくつか挙げます。

精油は合成香料や合成アロマオイルではなく、一〇〇%天然植物成分の精油を使います。合成のものでは香りの強さ、成分の効用が異なります。

一年ほどしか持ちませんので、たくさんそろえず、好みの香りを二、三本入手するだけでも十分です。

闘病中は、生活リズムが乱れがちなので、精油の香りの嗅覚刺激で脳内リズムを作れるように、覚醒に役立つものと鎮静効果がありリラックスに役立つものと、効果の違う精油がそれぞれ一、二本あると、少ない本数でも有効に使えます。

覚醒の精油はレモン、ローズマリー、レモングラス、ユーカリ、ペパーミント。この中から一、二本。鎮静の精油はラベンダー、オレンジスィート、カモミール、ベルガモット。この中からも一、二本用意するといいでしょう。

お勧めレシピ

＊朝や午前中に向く、目覚めの香り ▼ローズマリー三滴＋レモン二滴

＊やる気を出す香り ▼レモングラス二滴＋ラベンダー二滴＋レモン一滴

＊昼間の気分転換・リフレッシュの香り　▼グレープフルーツ三滴＋ベルガモット二滴
＊夜の眠りを誘う香り　▼カモミール二滴＋ベルガモット三滴
▼ラベンダー三滴＋オレンジスィート二滴
＊風邪や花粉の季節の香り　▼ユーカリ二滴＋ラベンダー三滴
＊食欲を増進させ、消化をよくする香り　▼グレープフルーツ三滴＋ブラックペッパー二滴
＊心や体を温める香り　▼オレンジスィート三滴＋ジンジャー二滴
＊頭をすっきり、涼しさを呼ぶ香り　▼ペパーミント二滴＋レモン二滴＋ラベンダー一滴

比較的人による好き嫌いが少なく、使いやすい柑橘系の香りについて、以下、簡単に説明します。
＊ベルガモット、オレンジスィート、グレープフルーツなどは昼夜を問わず使えます。これらの香りは、気分を明るくしたり、リフレッシュさせる効果があるので、夜の睡眠の妨げにもなりません。

＊レモンは頭が冴えやすいので、昼間に向いています。

＊リラックス効果のあるラベンダーも、比較的好き嫌いのない香りの一つですが、濃く使うと気になることもあります。柑橘よりもさらに薄く、一滴くらい使うだけで十分です。夜眠れないときにも便利です。

＊ユーカリやペパーミントは、薄く使うと気分も鼻やのどもすっきりします。濃く使うと刺激が強いので、ごくごく控えめに使いましょう。私はユーカリが大好きで普段から愛用していますが、パワフルな精油なので、使い慣れていない人や呼吸器の弱った人には向きません。

＊イランイランやジャスミンなど重めの花の香りは､食事の邪魔になります。ローズマリーは、低血圧の人には向きますが、高血圧気味の人には向かない香りです。どちらも大部屋では避けるのが無難です。

ハーブティーでセルフメンタルケア

ちょっと気分が沈んだときやPMS（月経前症候群）、プレ更年期かなと自分で冷静に、客観的に判断できるときなど、ハーブティーを飲んで心を鎮めるのも、私のお勧めです。

さまざまなメーカーから、女性の月経周期やホルモンバランスを維持するようにブレンドされた女性向けのお茶や、心の鎮静に役立つハーブがブレンドされたハーブティーが販売されています。

人によって味の好みはさまざまなので、手ごろな値段のティーバッグでまずは試して、好みを探してみるといいでしょう。闘病中はとくに、血流も悪く、心だけでなく手先や内臓も冷えていることが多いので、温かな飲み物で、ゆっくりしたひとときを過ごすのは、思いのほか大事なのです。

ただしハーブの一部には、医師による処方薬との飲み合わせの上で、問題がないか確認する必要があるものもあるので、その点は注意してください。

本書で紹介したウェブサイト一覧

がん情報サービス
http://ganjoho.jp/public/index.html
がん診療連携拠点病院やがん相談支援センターなどを
検索できます。

がん制度ドック
http://www.ganseido.com/
患者、家族、医療従事者が無料で使え、
経済的な悩みに対応できる公的、民間医療保険制度を
検索できます。

上羽絵惣
http://www.gofun-nail.com/
抗がん剤治療でダメージを受けた爪にお勧めできる、
天然素材の胡粉ネイルが購入できます。

クリニコ
http://www.clinico.co.jp/
嚥下食や介護食など、個々の病状に合わせた
食品を購入できます。

がん哲学外来
http://www.gantetsugaku.org/
医療現場と患者とのすきまを埋める目的で、
無料で開設された「対話の場」です。
全国各地でおこなわれるメディカル・カフェの
情報も検索できます。

OCCメディカル・カフェ
http://ochanomizu.cc/sen_medical.php
東京・お茶の水にある「OCC」でおこなわれる
メディカル・カフェの日程を調べたり申し込みができます。

岩井ますみ（いわい・ますみ）
千葉県市川市生まれ。大学卒業後、アパレルメーカー、スイス系商社勤務後、一九九二年よりカラーコーディネーターに。九三年、独立して「色と香りの生活提案　イリデセンス http://www.iridescence.jp/」を主宰。二〇一四年、色と香りの教室「大人のおしゃれレッスン」を開講。四〇代で経験した二度のがんを克服し、現在に至る。著書に『ひとりで学べる色彩検定 2級・3級試験』（ナツメ社）など。開発商品に「色彩上手」（特許庁の意匠、実用新案、商標登録商品。iPhoneアプリにも）がある。

健康ライブラリー

働《はたら》く女性《じょせい》のための
がん入院《にゅういん》・治療《ちりょう》生活《せいかつ》便利帳《べんりちょう》
40代、働き盛りでがんになった私が言えること

二〇一五年七月一六日　第一刷発行

著者　岩井《いわい》ますみ
発行者　鈴木 哲
発行所　株式会社講談社
郵便番号一一二－八〇〇一
東京都文京区音羽二－一二－二一
電話番号　編集　〇三－五三九五－三五六〇
販売　〇三－五三九五－四四一五
業務　〇三－五三九五－三六一五
印刷所　慶昌堂印刷株式会社
製本所　株式会社若林製本工場

N.D.C.492　222p　20cm

定価はカバーに表示してあります。

ISBN978-4-06-259695-4